Brokuslaus ■ Welke ■ Edel

# Bewegen statt Erstarren!

Ilona Brokuslaus ■ Thorsten Welke
Arno Edel

# Bewegen statt Erstarren!

## Das Praxisbuch für DBT-Körperskills

Mit einem Geleitwort von Martin Bohus

Schattauer

**Ilona Brokuslaus**

**Thorsten Welke**
info@thorsten-welke.de

**Arno Edel**
arno.edel@uniklinik-freiburg.de

Die digitalen Zusatzmaterialien haben wir zum Download auf www.klett-cotta.de bereitgestellt. Geben Sie im Suchfeld auf unserer Homepage den folgenden Such-Code ein: **OM40057**

**Bibliografische Information der Deutschen Nationalbibliothek**
Die Deutsche Nationalbibliothek verzeichnet diese Publikation in der Deutschen Nationalbibliografie; detaillierte bibliografische Daten sind im Internet über http://dnb.d-nb.de abrufbar.



Schattauer
www.schattauer.de

Cover: Jutta Herden, Stuttgart
unter Verwendung einer Abbildung von © istock/Discha-AS
Gesetzt von Eberl & Koesel Studio, Altusried-Krugzell
Gedruckt und gebunden von CPI – Clausen & Bosse, Leck
Fotos: Karlheinz Grosch
Illustrationen: Burkhard Hinz
Lektorat: Marion Drachsel
Projektmanagement: Dr. Nadja Urbani
ISBN 978-3-608-40057-1
E-Book: ISBN 978-3-608-12097-4
PDF-E-Book: ISBN 978-3-608-20504-6

2. Nachdruck, 2024

# Geleitwort

Wie lange ich Ilona Brokuslaus schon kenne? Eigentlich schon immer. Jedenfalls seit 1993, als ich als junger Oberarzt damit begann, in Freiburg das erste stationäre DBT-Programm aufzubauen. Das galt damals als durchaus wagemutiges Unterfangen.

Gemäß »state of the art« bemühte man sich in jenen Tagen noch, Borderline-Patientinnen auf geschlossenen Stationen in duadische Übertragungsprozesse zu verwickeln – und zwar in größtmöglichem Abstand voneinander. »Ich gebe Ihnen sechs Monate Zeit, um zu zeigen, dass man acht Borderline-Patientinnen gleichzeitig auf einer Station behandeln kann, ohne dass sie sich die Köpfe einschlagen und das komplette Pflegepersonal kündigt«, hatte mir mein damaliger Chef unterstützend mit auf den Weg gegeben. Ich hatte also nicht nur wenig Ahnung, sondern auch wenig Zeit – und brauchte dringend Verbündete. Und Ilona war eine Verbündete. Sie arbeitete als Physiotherapeutin auf dieser Station und hatte, wie man so sagt, »ein Händchen« für Borderline-Patientinnen: Sie verkörperte eine seltene Mischung aus skeptischem Mitgefühl, warmer Zuwendung, Witz, Mut und Flamenco – ein wunderbares weibliches Rollenmodell. Unter ihrer Führung und den klaren spanischen Rhythmen verwandelten sich schüchterne, eingezurrte und zerschnittene Patientinnen in kleine Göttinnen, die mit erhobenen Köpfen und Händen in den Hüften einen Anflug von Stolz und Dominanz erleben konnten, zumindest für 45 Minuten, bis sie der Alltag wieder einholte und sie sich bösartig rächten für diese kurzen Ausflüge ins verbotene Land der positiven Gefühle.

Aber es war ein Ansatz. Wir verstanden dann schnell, dass viele unserer Patientinnen ihren Körper ausblenden, hassen und malträtieren, ja dass alleine die Wahrnehmung von Körperlichkeit intensive Ängste und Selbsthass hervorrufen können (inzwischen gibt es eine Vielzahl von Studien, die diese Annahmen bestätigen). Und wir waren skeptisch, ob die kognitiven und edukativen Elemente der DBT ausreichen würden, diese grundlegenden körperbasierten Probleme zu verbessern.

Körpertherapie war ursprünglich kein integraler Bestandteil der DBT, aber wir konnten die inhärente Didaktik und Methodik der DBT nutzen, um eine skillsbasierte Körpertherapie zu entwickeln, die sich als Zusatzmodul ausgezeichnet einpasst in das Gesamtkonzept der DBT. Es geht dabei immer um zwei Komponenten: Zum einen lernen die Patientinnen durch gezielte Übungen, ihren Körper, so wie er gerade eben ist, wahrzunehmen und anzunehmen, zum anderen sollen die Patientinnen Fertigkeiten erlernen, ihren Körper einzusetzen, sich wohlzufühlen, um Stress zu regulieren und Wünsche und Forderungen durch klare Körpersprache zu verstärken.

Das von Ilona Brokuslaus aus der täglichen Praxis mit Borderline-Patientinnen entwickelte Konzept fand rasch Anklang und Verbreitung, weit über Freiburg hinaus. Es gibt wohl kaum eine stationäre DBT-Behandlungseinheit im deutschsprachigen Raum, die nicht davon inspiriert wurde. Es fehlte eigentlich nur ein wichtiger Baustein für dieses DBT-Modul: dieses Buch.

Und jetzt liegt es in Ihrer Hand, daraus das Beste zu machen.

**Martin Bohus**

# Vorwort

Wir arbeiten seit vielen Jahren im interprofessionellen DBT-Team der Klinik für Psychiatrie und Psychotherapie der Uniklinik Freiburg, Ilona Brokuslaus als Physiotherapeutin, Thorsten Welke als Physiotherapeut, Arno Edel als Gesundheits- und Krankenpfleger und DBT-Therapeut für Sozial- und Pflegeberufe.

In der langjährigen Arbeit mit Patientinnen[1] mit Borderline-Problemen im stationären Setting erhielten wir vielerlei Rückmeldungen, welche Skills und Interventionen die Patientinnen als hilfreich empfanden, welche nicht und welche Änderungen sie für eine höhere Effektivität der Skills vorschlagen würden. Dieses wertvolle Feedback wurde in das bereits bestehende Körpertherapie-Modul integriert und so hat sich über die Zeit Erfahrungswissen angesammelt, das nun in diesem Buch in komprimierter Form veröffentlicht wird. Konkret geht es um Fertigkeiten und Interventionen, die auf körperlicher Ebene ansetzen und formal in der DBT-Körpereinzeltherapie und der DBT-Körperskillsgruppe an die Patientinnen vermittelt werden.

Im ursprünglichen Konzept der amerikanischen Psychologin und Begründerin der Dialektisch-Behavioralen Therapie (DBT), Marsha Linehan, ist kein spezifisches Körpertherapie-Modul enthalten. Ein solches Modul wurde ab Mitte der 1990er-Jahre im DBT-Team der Klinik für Psychiatrie und Psychotherapie der Uniklinik Freiburg um Martin Bohus – Wegbereiter der DBT im deutschsprachigen Raum – und der Physiotherapeutin Ilona Brokuslaus entwickelt.

Ausgangspunkt war die klinische Erfahrung, dass viele Patientinnen mit Borderline-Problemen eine auffällige Störung des Verhältnisses zum eigenen Körper aufwiesen, ohne dass die diagnostischen Klassifikationssysteme (DSM-5 oder ICD-10) eine Störung der Körperwahrnehmung und Körperbewertung als eigenständiges Kriterium erfasst hätten. Außerdem berichteten die Patientinnen oft über negative Erfahrungen mit nicht-störungsspezifischer Körpertherapie, ganz abgesehen davon, dass es für Menschen mit Borderline-Problemen kaum körpertherapeutische Behandlungsvorschläge gab.

Von einer Vielzahl der Patientinnen wurden die DBT-Körpermodule im Nachhinein als stärkste Wirkfaktoren eingeschätzt (Bohus et al. 2004), wobei zu berücksichtigen bleibt, dass die Patientinnen die in der Körpertherapie vermittelten Skills auch im Rahmen der DBT-Einzeltherapie, in Sitzungen mit der Bezugs-

1 Auf der Borderline-Station des Zentrums für Psychische Erkrankungen der Uniklinik Freiburg arbeiten wir im Rahmen des DBT-Konzepts ausschließlich mit Patientinnen, weshalb wir uns in diesem Buch bei Beispielen aus unserem klinischen Kontext auf die Nennung der weiblichen Form beschränken. Eine Diskriminierung von andersgeschlechtlichen Menschen mit Borderline-Problemen ist durch die sprachliche Beschränkung nicht beabsichtigt. Ansonsten verwenden wir aus Gründen der besseren Lesbarkeit bei Personen- bzw. Berufsbezeichnungen ebenfalls die weibliche Form, wobei andersgeschlechtliche Personen ausdrücklich mitgemeint sind.

pflege und in DBT-Skillsgruppen wiederholten und festigten. Die DBT-Körpertherapie ist insofern nicht als für sich allein stehendes Modul, sondern immer eingebettet in das Gesamtkonzept der DBT zu sehen.

Dieses Buch ist kein explizites Fachbuch über die Borderline-Störung oder die Dialektisch-Behaviorale Therapie, sondern beschränkt sich bei der Themenauswahl auf die körperliche Symptomatik des Störungsbildes. Somit ist es als Ergänzung und Erweiterung des Interaktiven Skillstrainings für Borderline-Patienten (Bohus & Wolf-Arehult 2018) zu sehen. Die hier vorgestellten Inhalte werden nicht nur an Borderline-Patientinnen vermittelt, sondern seit einigen Jahren auch an interessierte Therapeutinnen und Pflegekräfte in DBT-Körpertherapie-Workshops, die unter Federführung des Arbeitskreises Wissenschaftliche Psychotherapie (AWP) Freiburg, des AWP Berlin und des AWP Zürich stattfinden. Aus diesem Teilnehmerkreis wurde vielfach der Wunsch geäußert, die Skills in gedruckter und für die eigene therapeutische Arbeit nutzbarer Form zur Verfügung zu haben.

Diesem Wunsch trägt das Buch dahingehend Rechnung, dass es sich auf Skills konzentriert, die transportabel, bezahlbar und – sofern es die Skillsvermittlung in der Gruppe betrifft – auch in kleineren Räumlichkeiten durchführbar sind. Bei der Beschreibung der Übungen haben wir darauf geachtet, die Instruktionen zu den einzelnen Übungsschritten möglichst so wiederzugeben, wie wir sie den Patientinnen vermitteln. Auch Therapeutinnen oder Pflegekräfte, die noch unerfahren in der konkreten Skillsvermittlung sind, können sich somit an diesen Instruktionen Schritt für Schritt orientieren.

Bei manchen Übungen dienen Fotos der Veranschaulichung. Diese zeigen uns, Frau Brokuslaus, Herrn Welke und Herrn Edel, weshalb auf manchen Fotos ungeachtet der sprachlichen Form männliche Personen abgebildet sind.

Auch ein Praxisbuch kommt nicht ohne Theorie aus. Insofern ist der Aufbau vieler Kapitel zweigeteilt: In einem einleitenden Teil werden jeweils die theoretischen Hintergründe der Fertigkeiten und Übungen erläutert, die im darauffolgenden Praxisteil vorgestellt werden. Sowohl die Patientin als auch die Therapeutin sollten schließlich wissen, warum sie tun, was sie tun. Oder – um es mit Moshé Feldenkrais zu sagen: »Erst wenn du weißt, was du tust, kannst du tun, was du willst.«

Im Improvisationstheater gibt es den schönen Satz: »Der Körper ist nicht nur dazu da, den Kopf auf die Bühne zu tragen.« Auf den therapeutischen Kontext übertragen, könnte man zugespitzt formulieren: »Der Körper ist nicht nur dazu da, das Gehirn der Patientin auf einen Stuhl ins Therapeutenzimmer zu tragen.« Die DBT ist eine emotionsfokussierte und erfahrungsorientierte Verhaltenstherapie. Emotionen drücken sich wesentlich im Körper aus und sind über diesen erfahr- und auch veränderbar, weshalb die DBT prädestiniert dafür ist, diesen Erfahrungsraum der Patientinnen zu integrieren. Darüber hinaus sind die Leitsymptome der Borderline-Störung, nämlich Anspannungs- und Dissoziationsphänomene, ohne Bewegung und körperliche Aktivität (»Bewegen statt Erstarren«) kaum funktional zu bewältigen.

Der hier vorgestellte Ansatz ist funktions- und erlebnisorientiert. In diesem

Sinne wünschen wir uns, dass dieses Buch weniger als Lesebuch, sondern vielmehr als praktisches Übungsbuch genutzt wird. Die eigene Erfahrung der Patientinnen und Therapeutinnen ist durch nichts zu ersetzen – dies gilt für die Arbeit am und mit dem Körper in besonderem Maße. Fahrradfahren lernt man schließlich auch nicht, indem man ein Buch darüber liest …

**Ilona Brokuslaus, Thorsten Welke und Arno Edel**
**Freiburg, im Winter 2020/2021**

# Inhalt

# 1 Grundlagen

## 1.1 Was ist eine Borderline-Persönlichkeitsstörung (BPS)?

### 1.1.1 Diagnostische Kriterien der BPS nach DSM-5

Eine Borderline-Persönlichkeitsstörung (BPS) ist ein tief greifendes Muster von Instabilität in zwischenmenschlichen Beziehungen, im Selbstbild und in den Affekten sowie von deutlicher Impulsivität. Der Beginn liegt im frühen Erwachsenenalter und das Muster zeigt sich in verschiedenen Situationen.

Mindestens fünf der folgenden Kriterien müssen erfüllt sein:
1. verzweifeltes Bemühen, ein tatsächliches oder vermutetes Verlassenwerden zu vermeiden
2. ein Muster instabiler und intensiver zwischenmenschlicher Beziehungen, das durch einen Wechsel zwischen den Extremen der Idealisierung und Entwertung gekennzeichnet ist
3. Identitätsstörung: ausgeprägte und andauernde Instabilität des Selbstbildes oder der Selbstwahrnehmung
4. Impulsivität in mindestens zwei potenziell selbstschädigenden Bereichen (Geldausgaben, Sexualität, Substanzmissbrauch, rücksichtsloses Fahren, »Essanfälle«) (Beachte: Hier werden keine suizidalen oder selbstverletzenden Handlungen berücksichtigt, die in Kriterium 5 enthalten sind)
5. wiederholte suizidale Handlungen, Selbstmordandeutungen oder -drohungen oder Selbstverletzungsverhalten
6. affektive Instabilität infolge einer ausgeprägten Reaktivität der Stimmung (z. B. hochgradige episodische Dysphorie, Reizbarkeit oder Angst, wobei diese Verstimmungen gewöhnlich einige Stunden und nur selten mehr als einige Tage andauern)
7. chronische Gefühle von Leere
8. unangemessene, heftige Wut oder Schwierigkeiten, die Wut zu kontrollieren (z. B. häufige Wutausbrüche, andauernde Wut, wiederholte körperliche Auseinandersetzungen)
9. vorübergehende, durch Belastungen ausgelöste paranoide Vorstellungen oder schwere dissoziative Symptome

### 1.1.2 Die klinische Symptomatik

Die klinische Symptomatik von Patientinnen mit BPS lässt sich in drei Dimensionen gliedern, die sich wechselseitig beeinflussen: Störung der Emotionsregulation, Identitätsstörung und Störung der sozialen Interaktion.

**Emotionsregulationsstörung** Patientinnen mit BPS erleben Emotionen intensiver und länger anhaltend als Menschen ohne Borderline-Probleme. Dies betrifft sowohl unangenehme als auch angenehme Gefühle. Die Patientinnen sind hypersensitiv und sprechen von »überflutenden Emotionen«. Die Gefühle werden nicht selten als Gefühlschaos wahrgenommen. Dazu kommt es mehrmals täglich zu aversiven Spannungszuständen. Diese Hochspannung blockiert planendes Handeln. Solche Zustände führen dann u. a. zu Selbstverletzungen, um diese starken Anspannungen zu beenden.

Laut Studien liegt dem eine Störung des fronto-limbischen Systems zugrunde (Schmahl et al. 2014). Borderline-Patientinnen zeigen demnach erhebliche morphologische und funktionelle Normabweichungen in der zentralen Emotionsregulation.

Die Wirkung von Selbstverletzungen (z. B. schneiden, brennen, head-banging), Hochrisikoverhalten (auf Hochhaus balancieren, mit dem Auto rasen, sich auf Gleise setzen etc.), Blutentnahmen oder Strangulation, bis Schwindel spürbar wird, dienen zur Reduktion der Spannungszustände und/oder der Dissoziation. Ebenso dienen Selbstverletzungen oft zur Stimmungsaufhellung und können Suchtcharakter zeigen.

Ein weiteres Phänomen ist die Dissoziation, eine vorübergehende Störung der Raum-, Zeit- und Selbstwahrnehmung. Patientinnen berichten davon, »neben sich zu stehen«. Störungen der Selbstwahrnehmung können sensorisch, motorisch und/oder psychogener Art sein.

**Identitätsstörung** Patientinnen berichten oft von innerer Leere und davon, kein konkretes Selbstbild zu haben und abhängig von der Meinung anderer zu sein. Körperbild und Körperwahrnehmung weisen oft große Schwankungen auf. Die Patientinnen berichten, »nicht mit sich verbunden zu sein«, sich einsam zu fühlen und von einem Gefühl des »anders sein als die anderen«.

**Störung der sozialen Interaktion** Patientinnen mit BPS haben oft große Probleme im zwischenmenschlichen Bereich. Sie haben Angst, verlassen zu werden, nicht liebenswert zu sein und vor sozialer Zurückweisung. Auf der Verhaltensebene wirken die Patientinnen oft unkooperativ und misstrauisch. Sie können nur schwer Vertrauen aufbauen und haben große Schwierigkeiten im Umgang mit Nähe und Distanz.

Die Patientinnen leiden häufig zusätzlich an Komorbiditäten, wie z. B. Essstörungen, einer Posttraumatischen Belastungsstörung (PTBS), Depression, Schlafstörungen, Angsterkrankungen. Zusätzlich werden häufig andere Persönlichkeitsstörungen diagnostiziert. 30 % der erwachsenen Patientinnen mit BPS zeigen eine Aufmerksamkeitsdefizit-Hyperaktivitätsstörung (ADHS).

### 1.1.3 Biopsychosoziales Entstehungsmodell

Etwa 50% der Betroffenen berichten über schwerwiegende interpersonelle Gewalterfahrung und sexuellen Missbrauch in der Kindheit. 95% der Betroffenen berichten über emotionale Vernachlässigung, Erfahrungen von schwerwiegender emotionaler Zurückweisung und traumatisch erlebter Invalidierung.

Die primären Emotionen zu dem Erlebten sind schwer zu ertragen. Die Patientinnen finden »Erklärungskonzepte«, die besser auszuhalten sind. Daraus können sich dysfunktionale Grundannahmen bilden: »Das alles liegt an mir« (Schuld), »Ich bin anders, ich bin schlecht« (Scham), »Ich habe es nicht verdient, dass ich gut behandelt werde« (Selbstverachtung), »Ich bin zu blöd« (Selbsthass). Hinzu kommt oft noch Angst vor sozialer Zurückweisung.

Diese Grundannahmen sind im Selbstkonzept verwurzelt.

## 1.2 Therapie der BPS mit der Dialektischen Behavioralen Therapie (DBT)

Die Dialektisch-Behaviorale Therapie (DBT) ist das am besten erforschte Behandlungskonzept der Borderline-Störung. Es wurde in den 1980er-Jahren von Marsha Linehan (Seattle, USA) als modulare, störungsspezifische ambulante Therapie für chronisch suizidale Patientinnen mit BPS entwickelt. Die DBT integriert Elemente aus Verhaltenstherapie, kognitiver Therapie, Gestalttherapie, Hypnotherapie und der Achtsamkeit.

### 1.2.1 DBT-Behandlungsmodule

Die Module der Standard-DBT sind:
- Einzeltherapie für Erwachsene
- Skills-Training in der Gruppe
- Telefonberatung
- Teamkonsultation

Störungs-oder populationsspezifische Adaptionen:
- DBT-PTBS (BPS plus komorbide PTBS)
- DBT-E für komorbide Essstörungen
- DBT-S für komorbide Suchtstörungen
- DBT-A für selbstverletzende Adoleszente
- DBT-Family für Familienangehörige von Borderline-Patientinnen

Settingspezifische Adaptionen:
- Stationäre Kriseninter vention
- Elektive Stationäre Behandlung (3 Monate)
- DBT-F für die Behandlung in der Forensik

### 1.2.2 Prinzipien der DBT

Die Patientinnen lernen die Balance zwischen Annehmen und Verändern sowie eine wohlwollende Haltung gegenüber sich selbst zu entwickeln.

Die Vermittlung von Skills ist ein wichtiger Baustein.

Die vier Komponenten von Skills:
1. Identifikation von dysfunktionalen Automatismen
2. Benennen von dysfunktionalen Automatismen
3. Selbstinstruktion
4. Umsetzung auf der psychologischen oder Handlungsebene

Die Lerninhalte der Verhaltensfertigkeiten gliedern sich in fünf Module:
1. Achtsamkeit
2. Stresstoleranz
3. Emotionsmodulation
4. Zwischenmenschliche Fertigkeiten
5. Selbstwertsteigerung

Skills dienen zur Selbstinstruktion, um dysfunktionale Muster zu unterbrechen. Die Skills sollten trainiert werden und in Alltagssituationen eigenständig zum Einsatz kommen. Patientinnen sollten ihre dysfunktionalen Muster erkennen lernen; deshalb schreiben sie Verhaltensanalysen, um ihre Denk- und Handlungsmuster zu reflektieren.

**Merke**
**Skills sollten keinesfalls »zur Ablenkung« oder zur Vermeidung von Emotionswahrnehmung eingesetzt werden. Zentral für die DBT sind Konfrontation und Toleranzentwicklung gegenüber Emotionen (Bohus 2019, S. 23)!**

Die Skillsvermittlung geschieht in vier aufeinander aufbauenden Schritten:
1. Vermittlung von theoretischem Wissen
2. individuelle Anpassung der Skills
3. Üben/Trainieren der Skills unter therapeutischen Bedingungen
4. Einsatz der Skills als zielförderndes Alternativverhalten im Alltag

### 1.2.3 Grundannahmen für DBT-Therapeuten

DBT ist eine teambasierte Therapie.

Das gesamte Team sollte die folgenden Grundannahmen verinnerlicht haben:
1. Jedes Verhalten der Patientinnen ergibt im subjektiven Kontext Sinn. Das heißt, die Patientinnen versuchen, das Beste aus ihren gegenwärtig oft schwie-

rigen Situationen zu machen. Es ist Aufgabe der Therapeutinnen, die jeweiligen Auslöser, Schemata und Konsequenzen herauszuarbeiten.
2. Borderline-Patientinnen wollen sich verbessern.
3. Borderline-Patientinnen müssen sich stärker anstrengen, härter arbeiten und stärker motiviert sein, um sich zu verändern, dies ist ungerecht.
4. Borderline-Patientinnen haben ihre Probleme in der Regel nicht alle selbst verursacht, sie müssen sie aber selber lösen.
5. Das Leben suizidaler Borderline-Patientinnen ist so, wie es gegenwärtig gelebt wird, in der Regel unerträglich.
6. Borderline-Patientinnen müssen in fast allen relevanten Dimensionen neues Verhalten erlernen.
7. Patientinnen können nicht versagen.
8. Therapeuten, die mit Borderline-Patientinnen arbeiten, brauchen Unterstützung.

### 1.2.4 Stationäre DBT

Die stationäre DBT orientiert sich an einem Modell, das an der Abteilung für Psychiatrie und Psychotherapie des Universitätsklinikums Freiburg entwickelt wurde. Es gibt etwa 50 Kliniken im deutschsprachigen Raum, die durch den Dachverband zertifiziert sind (www.dachverband-dbt.de). Das Konzept wurde in mehreren Studien evaluiert (z.B. Bohus et al. 2004). Die Daten zeigen, dass Effekte nach drei Monaten vergleichbar mit denen der ambulanten DBT-Therapie nach zwölf Monaten sind.

Die stationäre DBT gliedert sich in die folgenden drei Stufen:
**Stufe I (1.–3. Woche)** In Stufe I nimmt die Patientin an der Basis-, der Bezugs- sowie der Achtsamkeitsgruppe teil. Sie hat Einzeltherapie, Bezugspflegegespräche und Körpertherapie. In der Körpertherapie werden auch die Sportaktivitäten mit der Patientin geplant.

Der Einzeltherapeut fertigt mit der Patientin eine kurze Anamnese an. Ebenso werden eine Verhaltensanalyse zum letzten Suizidversuch erstellt und das zentrale Problemverhalten benannt. Die Patientin kommt dann mit dieser Verhaltensanalyse ins Behandlungsteam und stellt diese und ihre Behandlungsziele vor. Die Ziele sollten konkret und umsetzbar sein. Also nicht »mein Leben soll besser werden«, sondern »ich will lernen, anders mit Wut und Ärger umzugehen, um meine Berufsausbildung abschließen zu können«. Die Teamvorstellung ist der Beginn von Stufe II.

**Stufe II (4.–9. Woche)** Das Team entwickelt zusammen mit der Patientin konkrete Schritte zur Erreichung ihrer Ziele. Sie führt darüber ein Wochenprotokoll und schätzt die Zielerreichung selbst ein. Die Teamsitzung findet einmal pro Woche mit dem gesamten (!) Team statt.

Der Therapieplan wird um Skills-, 5-Sinne- und Körperskillsgruppe erweitert.

**Stufe III (10.–12. Woche)** Stufe III dient der Entlassungsplanung und beinhaltet beispielsweise folgende Punkte:

- Klärung der therapeutischen Weiterbehandlung
- Angehörigengespräch (z. B. zu deren Psychoedukation)
- mindestens zwei Probeübernachtungen zu Hause
- eventuelle Unterstützung der Patientin bei der Gestaltung ihres Abschieds von der Station

Ausführlichere Erläuterungen zur Borderline-Persönlichkeitsstörung und zur Dialektisch-Behavioralen Therapie finden sich bei Bohus (2019).

# 2 Struktur, Ziele und Modalitäten der DBT-Körpertherapie

Das körpertherapeutische Behandlungsprogramm im stationären DBT-Setting umfasst die Körpereinzeltherapie sowie die Körperskillsgruppe. Je nach institutionellen Rahmenbedingungen können weitere Bewegungsangebote (in unserer Klinik z. B. Flamenco oder Boxen) in das Körpertherapie-Modul integriert werden.

Die DBT-Körpertherapie ist klar strukturiert. Sie beginnt immer im Einzeltherapie-Modus mit dem Erstkontakt und den Basisübungen. Ab Behandlungsstufe II (in der Regel ab der dritten Woche) nimmt die Patientin zusätzlich an der Körperskillsgruppe teil.

In der Körpereinzeltherapie wird der Schwerpunkt auf die Unterstützung der Patientin beim Erreichen ihrer persönlichen Therapieziele gelegt, die sie zum Ende der ersten Behandlungsstufe festgelegt und vorgestellt hat. Die Körperskillsgruppe dient der Vermittlung von körperbezogenen Skills und dem gemeinsamen Üben der Fertigkeiten in der Gruppe.

## 2.1 Die Körpereinzeltherapie

Wenn man von einem zwölfwöchigen stationären Therapieaufenthalt der Patientin ausgeht, ergibt sich folgende Struktur der DBT-Körpereinzeltherapie:

**Stufe I (3 Termine)**

1. Woche: Erstkontakt
2. Woche: Basisübungen
3. Woche: Einstieg Stresstoleranz

**Stufe II (ca. 9 Termine)**

3.–12. Woche: Spezifische Körpertherapie – Arbeit an den individuellen Therapiezielen der Patientin
(Beispiele: Umgang mit Anspannung/Dissoziation, Umgang mit Ärger und Wut, Verbesserung der Körperwahrnehmung, Verbesserung des körperbezogenen Selbstwerts)

## 2.2 Die Körperskillsgruppe

Die Patientinnen nehmen mit Erreichen der Behandlungsstufe II an der wöchentlich stattfindenden Körperskillsgruppe teil. Das wären bei einem zwölfwöchigen stationären Aufenthalt neun Termine. Die zu vermittelnden Inhalte sind auf acht Termine ausgerichtet, da die Erfahrung im klinischen Alltag zeigt, dass die Patientinnen an mindestens einer Stunde nicht teilnehmen.

Die modular orientierten Hauptthemen werden in folgender Reihenfolge wiederkehrend angeboten:

| ST | Anti-Diss. | ZM | ST | ZM | ST | Anti-Diss. | ZM |
|---|---|---|---|---|---|---|---|

ST: Stresstoleranz-Skills
Anti-Diss.: Antidissoziative Skills
ZM: Zwischenmenschliche Fertigkeiten

Die Festlegung auf den jeweiligen Stundeninhalt wird flexibel gehandhabt und je nach Hauptsymptomatik der anwesenden Patientinnen bestimmt.

Die Körperskillsgruppe folgt einem festgelegten Ablauf:

1. **Begrüßung**
   Nennung des Themas der Stunde, Besprechung von eventuellen »Hausaufgaben«; für neu hinzugekommene Patientinnen werden Ablauf der Gruppe und Gruppenregeln erklärt.

2. **Aufwärmphase (Warm-up-Übungen)**
   Die Patientinnen sollen in Bewegung kommen. Dadurch werden Kreislauf und Atmung angeregt. Außerdem wird das Aufmerksamkeits- und Präsenzlevel erhöht, da über die verschiedenen Sinnessysteme die Wahrnehmung auf die Bewegung im Raum, in der Gruppe und den Umgang mit verschiedenen Materialien gerichtet wird. Das gemeinsame Bewegen in der Gruppe fördert oftmals eine positive Grundstimmung für den Verlauf der weiteren Stunde.

3. **Achtsamkeit**
   Es folgt eine aktive Achtsamkeitsübung, die einen höheren Wachheits- und Konzentrationsgrad bewirken kann. Der Fokus liegt auf körperlichen, spielerischen Aufgaben, die Reaktionsfähigkeit, Koordination oder Gleichgewicht erfordern.

4. **Hauptthema**
   Im Hauptteil der Stunde werden drei bis vier konkrete Skills des jeweiligen Moduls vermittelt und praktisch geübt. Die Therapeutinnen besprechen zusammen mit den Patientinnen die Bedeutung des jeweiligen Schwerpunktthemas. Die Einbindung von eigenen Erfahrungen der Therapeutinnen und

Patientinnen ist dabei ein wichtiger Bestandteil der Didaktik, da Persönliches oft besser gemerkt wird als abstraktes Wissen.

5. **Abschluss**
   Ein wiederkehrendes Abschlussritual (z. B. die Shiatsu-Dehnungen oder die Windmühlenatmung) beenden die Stunde.

Der festgelegte Ablauf bietet sowohl den Patientinnen als auch der Gruppenleitung Verlässlichkeit und Sicherheit. Innerhalb dieser Struktur können Übungen und Inhalte variiert werden.

## 2.3 Andere Bewegungsgruppen

Das bewegungstherapeutische Angebot im klinischen Bereich ist äußerst vielfältig. Es gibt z. B. Yoga, Gymnastik, Nordic Walking, Flamenco, Klettern oder Eskrima. Was angeboten wird, hängt von den institutionellen Rahmenbedingungen vor Ort ab und unterscheidet sich von Klinik zu Klinik. Ein weiterer entscheidender Faktor sind die persönlichen Interessen der jeweiligen (Körper-)Therapeutinnen. Wenn ich selbst keinen Zugang zum Jonglieren habe und es nicht kann, macht es wenig Sinn, es anderen vermitteln zu wollen. Aber vielleicht habe ich Interesse an Eskrima und kann dazu eine regelmäßig stattfindende Gruppe anbieten.

Die *Inhalte* eines verbindlichen Bewegungsprogramms im Rahmen der DBT sind prinzipiell austauschbar. Die *Ziele* und *Modalitäten*, die im Folgenden dargestellt werden, gelten hingegen übergreifend für jedes dieser bewegungstherapeutischen Angebote – auch für die Körperskillsgruppe und in weiten Teilen auch für die Körpereinzeltherapie.

## 2.4 Ziele eines regelmäßigen Bewegungsprogramms

**Im aktiven Tun neue Körper- und Bewegungserfahrungen machen.** Die Offenheit für neue Körper- und Bewegungserfahrungen gehört zum Neuen Weg. Neues motorisches Lernen kann Änderungen im Selbstkonzept bewirken.

**Körperwahrnehmung in Funktion üben.** Der grundlegende Ansatz der DBT-Körpertherapie ist funktions- und erlebnisorientiert. Es geht darum, den eigenen Körper in Funktion zu erfahren, z. B. indem ich mit einer Mitpatientin so schnell wie möglich Sandsäckchen austausche oder bestimmte Dehnübungen mache. Der Ansatz ist nicht problemorientiert (»Was macht es mit Ihnen, wenn …«) oder emotionsinduzierend!

**Training von Gleichgewicht/Kraft/Ausdauer/Koordination, d. h. des Basissinnesystems.** Ein trainierter Körper ist auch emotional stabiler und besser in der Lage, auf

Stress flexibel zu reagieren. Damit ist nicht gemeint, dass jeder ein »Sportler« sein muss, sondern dass der Körper so fit ist, dass der individuelle Alltag gut bewältigt werden kann.

**Neue Fertigkeiten erlernen.** Das kann ganz generell bedeuten, z. B. Werfen und Fangen eines Jonglierballes zu erlernen.

**Veränderung durch Training/Üben erfahren.** Die Patientin kann die Erfahrung von Selbstwirksamkeit machen: »Wenn ich regelmäßig trainiere, gelingt mir die Übung von Woche zu Woche besser.«

**Trainingsfeld für soziale Interaktionen.** Die Patientin übt z. B., Blickkontakt aufzunehmen, mit anderen in Kontakt zu gehen oder sich abzugrenzen, ohne dass dies explizit Thema wäre. In der Gruppe ist soziale Interaktion immer implizit dabei.

**Stimmungsunabhängiges Handeln lernen.** Die Teilnahme an dem bewegungstherapeutischen Angebot im Rahmen der DBT ist verpflichtend. Die Einstellung, die von der Patientin gefordert ist, lautet: »Ich gehe hin und mache mit, so gut es geht, egal, ob ich gerade gut oder schlecht gelaunt bin.« Dies stellt für viele Patientinnen eine große Herausforderung dar.

**Umgang mit sozialer Phobie/Scham/Angst/Wut.** Für Patientinnen mit Problemen in diesen Bereichen ist dies oft das Hauptthema. Das bewegungstherapeutische Angebot im Rahmen der DBT zielt nicht darauf ab, Emotionen zu induzieren. Wenn diese sich beim Bewegungsprogramm aber zeigen, gilt es, mit ihnen umzugehen. Um die Patientin nicht bloßzustellen, geschieht dies dann nicht in der Gruppe, sondern in der Einzelkörpertherapie. Beim Erlernen von neuer komplexer Motorik werden die Patientinnen oft auch mit ihren Grundannahmen konfrontiert, mit denen in der Einzeltherapie weitergearbeitet werden kann.

## 2.5 Modalitäten eines regelmäßigen Bewegungsprogramms

**Verbindlichkeit** Das Bewegungsprogramm ist ein Teil der DBT und die Teilnahme nicht fakultativ, sondern verpflichtend. Wenn die Patientin regelmäßig fehlt, zu spät kommt oder wiederholt früher die Gruppe verlässt, rückt dieses therapiestörende Verhalten in den therapeutischen Fokus: Was verhindert die Therapieteilnahme?

**Klare, verlässliche Struktur und Rahmenbedingungen** Innerhalb der Bewegungsgruppe gibt es den immer gleichen strukturierten Aufbau. Als Beispiel sei die Körperskillsgruppe genannt: Diese beginnt immer mit Warm-up-Übungen, anschließend folgt eine Achtsamkeitsübung, dann das Vermitteln und Üben der Fertigkeiten zum aktuellen Thema und am Ende eine Abschlussübung.

Ein weiteres strukturelles Prinzip ist, das Schwierigkeitsniveau der Übungen zu steigern. Zunächst werden einfache Basistechniken vermittelt, die vom Schwierigkeitsgrad her noch gut machbar sind und auch ein Skill sein können. Beim Jonglieren z.B. wäre eine Basistechnik, den Jonglierball von rechts nach links und zurück über Augenhöhe zu werfen. Dies ist zugleich ein wirkungsvoller antidissoziativer Skill. Für manche Patientin ist diese Bewegungsaufgabe schon komplex genug, je nach ihrem individuellen Leistungsniveau. Bei anderen Patientinnen kann die Komplexität gesteigert werden, z.B. indem die Übung mit zusätzlichen Bällen oder beim Bewegen im Raum durchgeführt wird. Meist braucht es Training, um die neuen Bewegungsaufgaben motorisch zu lernen. Außerdem werden die Patientinnen beim Erlernen neuer komplexer Motorik nicht selten mit ihren Grundannahmen konfrontiert (»Ich bin dafür einfach zu blöd!«), mit denen in der Einzeltherapie weitergearbeitet werden kann.

Auch im Grad der Interaktion gibt es ein Steigerungsprinzip: Die Übungen werden in der Gruppe in der Regel zunächst alleine gemacht, dann folgen Partnerübungen, anschließend eventuell eine Übung in der ganzen Gruppe.

Zur verlässlichen Struktur des Bewegungsprogramms gehört des Weiteren, dass die Gruppe von Woche zu Woche zur gleichen Zeit stattfindet und die Gruppendauer festgelegt ist.

**Flexibilität und Eigenverantwortung** Innerhalb der Verbindlichkeit gibt es Spielräume. Die Patientinnen sind aufgefordert, die jeweiligen Übungen so für sich anzupassen, wie es für sie machbar ist, und auf ihre eigenen Grenzen zu achten. Vielleicht hat die Patientin körperliche Einschränkungen. Dann liegt es in ihrer Eigenverantwortung, z.B. ihre Schmerzgrenze zu berücksichtigen und öfter Pausen einzulegen. Sich kurz »rauszunehmen« und für sich zu sorgen kann eine neue Erfahrung sein.

Auch das Verlassen der Gruppe (z.B. weil die Teilnahme anspannungsbedingt gerade nicht möglich ist) kann eine eigenverantwortliche Entscheidung sein. Diese Verantwortlichkeit umfasst aber auch, dass die Patientin in diesem Fall kurz Kontakt zur Gruppenleitung aufnimmt, um ihre Entscheidung mitzuteilen, statt impulsiv nach draußen zu rennen. Im fortgeschrittenen Therapieverlauf gehört zur Eigenverantwortung der Patientin, dass sie ihren Notfallkoffer dabei hat, um Phasen hoher Anspannung selbst managen und nach dem Skillseinsatz bestenfalls wieder an der Gruppe teilnehmen zu können.

Zu beachten ist, dass es einen Unterschied zwischen Eigenverantwortung und Vermeidung gibt. Eine Patientin, die »nur bei der Gruppe zugucken« will, weil sie sich nicht gut fühlt, handelt zwar eigenverantwortlich, doch untergräbt sie das Prinzip, »so mitzumachen, wie es eben geht«. Und wenn überhaupt nichts geht, ist es gruppendynamisch sinnvoller, an diesem Tag gar nicht erst am Bewegungsprogramm teilzunehmen. Kommt dies öfter vor, kann die Körpereinzeltherapie genutzt werden, um die Beweggründe für das Verhalten mit der Patientin herauszufinden.

**Transparenz** Die Patientin sollte am Anfang der Therapieeinheit darüber informiert werden, welche Inhalte in der jeweiligen Therapiestunde vermittelt werden und wie sie in den Gesamtkontext (etwa im Hinblick auf ihre Therapieziele) passen. Auch Ziel und Zweck der jeweiligen Einzelübung sollten mit der Patientin klar kommuniziert sein. Der Ausblick auf die Inhalte der nächsten Therapieeinheit am Ende einer gemeinsamen Sequenz gehört ebenfalls zu diesem Transparenzgebot.

**Eindeutige und klare Instruktionen** Die Instruktionen sind von einem freundlich-zugewandten Imperativ geprägt (»Nehmen Sie sich jetzt alle ein Sandsäckchen«). »Muss«-Anweisungen und Instruktionen im Konjunktiv (»Würden Sie sich jetzt bitte alle ein Sandsäckchen aussuchen«) sind gruppendynamisch wenig förderlich.

**Keine Berührung** Die Übungen im Rahmen des DBT-Bewegungsprogramms beinhalten keine Berührung untereinander! Es gibt zwar Partnerübungen im Kontakt, dieser Kontakt besteht aber im Aufnehmen von Blickkontakt oder im Austauschen von Dingen (z. B. im Werfen von Bällen oder Luftballons). Auch bei den Partnerübungen gibt es immer einen körperlichen Abstand zwischen den Teilnehmerinnen.

**Validierende Bedingungen** Das Bewegungsprogramm ist nicht leistungsorientiert. Der Weg ist das Ziel. Der Patientin wird damit ein Umfeld angeboten, dass sie früher in dieser Form oft nicht hatte. In diesem Umfeld hat sie die Möglichkeit, neue Erfahrungen zu machen (»Hier geht es primär darum, dass Sie sich bewegen und das so zu machen, dass es Ihnen gut damit geht«).

**Merke**
Im DBT-Bewegungsprogramm kann man nichts falsch machen, sondern nur dazulernen und neue Erfahrungen sammeln. Eine hilfreiche Haltung ist, mit einem neugierigen, offenen Geist an die Dinge heranzugehen. In der Achtsamkeit spricht man auch vom »Anfängergeist«.

Wenn Grundannahmen aktiviert werden (»Dafür bin ich einfach zu blöd!«), kann mit diesen in der Einzeltherapie gearbeitet werden. Themen sind dann z. B. der Waffenstillstand mit sich selbst, das Einnehmen der Metaebene oder der Faire Blick (»Stellen Sie sich vor, Ihre beste Freundin lernt gerade jonglieren. Und Sie versuchen, sie zu unterstützen und zu coachen und sagen ihr, was Sie sich selbst gerade sagen. Wäre das hilfreich für Ihre Freundin?«).

**Wiederholung** Wiederholung ist innerhalb des Bewegungsprogramms ein didaktisches Prinzip. Der Vorteil von Wiederholungen ist, dass sie Verlässlichkeit bieten. Gerade in Phasen, in denen es einem vielleicht nicht gut geht, kann diese Verlässlichkeit hilfreich sein. So kann z. B. die Abschlussübung in der Körperskillsgruppe immer die gleiche sein. Wiederholung bietet einen sicheren Rahmen, innerhalb dessen es keine allzu großen Überraschungen gibt.

Wiederholungen bieten außerdem die Möglichkeit, dass Veränderungen und qualitative Fortschritte für die Patientin erfahrbar werden (»Aha, das geht ja schon viel besser als noch vor zwei Wochen«). Wenn die Patientin jedes Mal mit etwas völlig Neuem konfrontiert wird, ist es schwierig für sie, Veränderungen festzustellen.

**Merke**
Das didaktische Prinzip Wiederholung ermöglicht die Arbeit an der Bewegungs*qualität*.

Beispielhafte Fragestellungen sind: »Mit welcher Bewegungsqualität führt die Patientin die Übung durch? Macht sie alles mit sehr viel Krafteinsatz? Oder setzt sie eher wenig Kraft ein?« Um die Bewegungsqualität zu beschreiben, kann auf die Begriffe im Kapitel 5 »Bewegungsanalyse« zurückgegriffen werden. Immer geht es dabei darum, herauszufinden, wie der individuelle neue Weg für diese eine Patientin aussehen könnte, was sie bereits als Ressourcen mitbringt oder was sie noch braucht.

**Achtsamkeit** Die Achtsamkeitsqualitäten, die im Kapitel 7 »Körperbezogene Achtsamkeitsübungen« näher beschrieben werden, sind in dem erlebnisorientierten Ansatz eines DBT-Bewegungsprogramms implizit. Bei Bewegungsgruppen ist z. B. das Teilhaben unmittelbar erfahrbar, weil viele Übungen erfordern, dass die Patientin ganz bei der Sache ist (etwa bei einer Partnerübung, bei der ein Ball ausgetauscht wird). Ob die Patientin eine annehmende Haltung einnimmt, zeigt sich daran, wie sie mit sich umgeht, wenn sie etwas nicht (gleich) kann.

## 2.6 Praxisbeispiele für Bewegungsgruppen

Unter dem einen Dach »DBT-Bewegungsprogramm« gibt es viele Möglichkeiten, je nach institutionellen Rahmenbedingungen sowie persönlichen Vorlieben und Interessen. Immer geht es darum, bestimmte Bedingungen zu schaffen, damit neues (motorisches) Lernen möglich wird. Im Folgenden werden einige Praxisbeispiele aus dem Bewegungsprogramm unserer Klinik kurz skizziert.

**Boxen** Boxen eignet sich z. B. als Stresstoleranz-Skill im hohen Anspannungsbereich, da es sehr anstrengend ist und die Physiologie direkt verändert (Atmung, Schwitzen, Ausscheiden von Stresshormonen). Das Training vermittelt neben der Schlagtechnik an einem Boxsack immer auch ein Training der Impulskontrolle, die spielerisch mit Stopp-Zeichen praktisch geübt wird. Wichtig ist, den Patientinnen zu erklären, dass es dysfunktional ist, beim Boxen mit »Feindbildern« zu arbeiten, da sie dann die Wutreaktion trainieren.

**Jonglieren** Jonglieren ist ein anspruchsvolles Koordinationstraining und kann – langsam und strukturiert vermittelt – von fast jedem mit ein wenig Training in kurzer Zeit erlernt werden. Jonglieren kann in seiner simpelsten Form (einen Ball über Augenhöhe in einem Bogen von rechts nach links und zurück werfen) aufgrund der Augenbewegungen und der motorischen Aktivität antidissoziativ wirken. Es kann auch als Stresstoleranz-Skill genutzt werden, da es koordinativ viel Aufmerksamkeit im Hier und Jetzt fordert.

**Eskrima** Eskrima ist ein philippinischer Stockkampf, der mit Kurzstäben in Partner- und Teamarbeit trainiert wird. Er bietet nach dem Erlernen der komplexen Koordination von Rhythmus, Orientierung im Raum und am eigenen Körper viel Übungsraum im zwischenmenschlichen Bereich. Sich auf das Gegenüber einstellen können, Impulskontrolle, deutliche Körpersprache einsetzen, eigene Kraft erleben, reaktionsfähig sein – all dies sind nur einige Aspekte, mit denen vielseitig in Gruppen- und Einzeltherapie gearbeitet werden kann.

**Shiatsu-Dehnungen oder Yoga-Übungen** Shiatsu-Dehnungen oder eine Serie von Yoga-Übungen, die vom Schwierigkeitsgrad her machbar sind, vermitteln Körperwahrnehmung durch Dehnungen in verschiedenen Positionen, sorgen für eine Verbesserung der Beweglichkeit und der Orientierung am Körper (Körperschema). Sinnvollerweise werden hierbei Muskelgruppen integriert, die bei Anspannung tendenziell betroffen sind. Eine klare Ablaufstruktur ermöglicht es, die Übungen wie eine kurze Choreografie zu erlernen. In Momenten innerer Leere kann eine solche trainierte Choreografie im Sinne eines Rituals helfen, ins Handeln zu kommen statt der »Grübeltrance« zu verfallen.

**Slackline und Klettern** Slackline und Klettern eignen sich sehr gut in der Arbeit mit Jugendlichen und jungen Erwachsenen. Beide Bewegungsangebote bieten neben Gleichgewichtstraining und anstrengendem Ganzkörpereinsatz eine gute Möglichkeit, eigene Grenzen zu erleben und zu erweitern, sich und anderen zu vertrauen, und erfordern eine hohe Präsenz. Indirekt wird die Körperwahrnehmung im konkreten Erleben aktiviert und direkt in Funktion umgesetzt.

**Flamenco** Flamenco wird in unserer Klinik als Gruppenangebot in Kreisformation vermittelt (www.youtube.com/watch?v=bANrjSxU_jk). Somit hat jede Patientin ihren festen Platz. Es gibt immer ähnliche Musik und Bewegungsabläufe. Dies ist ein wiederholender Ablauf, der Struktur bietet. Die Gruppenleitung gibt Bewegungen vor, die von den Patientinnen umgesetzt werden – das »Spiegeln« einer Bewegung. Therapieziele sind die Verbesserung der Körperwahrnehmung und der Koordination. Bewegungsfreude und »Im-Flow-sein« können sich einstellen. Körperbewusstsein und Verbesserung der Körperhaltung sind positive Nebenwirkungen.

# 3 Der Erstkontakt

Der Erstkontakt findet möglichst zeitnah nach Aufnahme der Patientin ins DBT-Konzept statt. Er dient dem gegenseitigen Kennenlernen, dem Informationsaustausch und dem Aufbau einer vertrauensvollen Arbeitsbeziehung. Außerdem dient dieses erste Treffen dazu, eventuell bestehende Bedenken der Patientin vor der Körpertherapie abzubauen.

Das Erstgespräch sollte von einer wohlwollenden Haltung der Therapeutin geprägt sein und die Arbeitsbeziehung klarstellen: Die Patientin gibt mir als Therapeutin einen Auftrag (Therapieziele) und ist mit ihrer Bereitschaft für Veränderung (Commitment) maßgeblich »spielentscheidend«. Sie entscheidet über die konkreten Therapieinhalte und hat die Kontrolle über den Therapieverlauf. Wir als Therapeutinnen (Körperspezialistinnen) machen Vorschläge und unterstützen die Patientin so gut wie möglich beim Erreichen ihrer Ziele. Die Hauptarbeit aber liegt bei der Patientin.

Im Erstkontakt wird die Patientin über *Struktur und Inhalte der Körpertherapie* informiert. Im stationären DBT-Setting unserer Klinik findet die Körpertherapie einmal wöchentlich statt. Die Dauer der Einzeltreffen beträgt 30 Minuten. Ab dem Erreichen der Stufe II nimmt die Patientin zusätzlich an der DBT-Körperskillsgruppe teil, deren Dauer 45 Minuten beträgt.

Ein weiteres Thema beim ersten Treffen sind die in der Körpertherapie geltenden *Regeln*. Dazu gehört etwa der Punkt »Verlässlichkeit«, d. h. pünktlich zur Therapie zu kommen, eventuelle Verspätungen möglichst anzukündigen oder bei Nichtteilnahme abzusagen.

Borderline-Patientinnen in hohen Anspannungszuständen können sich manchmal nicht verbal äußern. Für schwierige Situationen wird daher ein *nonverbales Stopp-Signal* (z. B. Handheben) festgelegt. Außerdem wird vereinbart, dass beim Zeigen des Stopp-Signals die Übung umgehend unterbrochen wird und nach Möglichkeit eine kurze gemeinsame Abklärung erfolgt, welches weitere Vorgehen sinnvoll ist (z. B. dass die Patientin nach draußen geht, Stresstoleranz-Skills anwendet und sich dann wieder meldet).

Für die *weitere Anamnese* im Rahmen des Erstkontakts sind folgende Fragen relevant (Bohus & Brokuslaus 2006):

- Wie waren die bisherigen Erfahrungen der Patientin mit Körpertherapie?
- Liegen körperliche Beschwerden vor?
  Da Borderline-Patientinnen häufig dazu tendieren, Körpersignalen wenig Aufmerksamkeit zu schenken, leiden sie oftmals unter »verschleppten« Problemen (z. B. unbehandelten chronischen Rückenschmerzen oder orthopädischen Erkrankungen).
- Welche körperlichen Aktivitäten wurden früher aktiv betrieben und welche werden derzeit noch durchgeführt?

Regelmäßige maßvolle sportliche Aktivität reduziert die emotionale Verwundbarkeit.

- Verfügt die Patientin über spezifische Fähigkeiten/Ressourcen?
  Ein ausgeprägtes Selbstwertgefühl gehört nicht zu den häufig anzutreffenden Merkmalen von Borderline-Patientinnen. Vielleicht verfügt die Patientin über verdeckte Ressourcen, auf denen sie aufbauen kann bzw. die ihr im Verlauf der Therapie verdeutlicht werden können (möglicherweise hat sie z.B. eine gute Koordinationsfähigkeit).
- Unter welchen Bedingungen ist Berührung möglich oder vorstellbar?
  Ca. 60% der Borderline-Patientinnen berichten über Missbrauchs- und Gewalterfahrungen in Kindheit und Jugend. Berührungen – auch wenn sie im therapeutischen Rahmen ausdrücklich erlaubt wurden – bergen immer die Gefahr, Assoziationen an frühere gewalttätige Erfahrungen auszulösen. Daher sollte abgeklärt werden, unter welchen Alltagsbedingungen die Patientin Berührungen toleriert und unter welchen Bedingungen wahrscheinlich mit einer Reaktivierung traumaassoziierter Schemata zu rechnen ist.
  Im Kapitel 12.4 »Körperwahrnehmung und Berührung« werden mit der Shiatsu-Drucktechnik und der Igelballmassage zwei Möglichkeiten vorgestellt, wie im körpertherapeutischen Kontext mit Berührung unter geschützten Bedingungen gearbeitet werden kann.
- Unter welchen Bedingungen beginnt die Patientin zu dissoziieren?
  Vielleicht kennt die Patientin ihre Initialsymptome für Dissoziationen und verfügt auch schon über Fertigkeiten, diese Symptome zu unterbrechen.
- Über welche Fähigkeiten zur Spannungsregulation verfügt die Patientin bereits?
  Starke aversive innere Anspannungszustände sind ein Leitsymptom der Borderline-Störung. Eventuell kennt die Patientin bereits Fertigkeiten (Stresstoleranz-Skills) zur Akzeptanz oder Modulation der Anspannungsphänomene, auf die zurückgegriffen werden kann.

Als Strukturhilfe für den Erstkontakt und um keine relevanten Kriterien im Gespräch zu übersehen, kann eine Checkliste hilfreich sein, wie sie nachfolgend skizziert wurde (▸ auch Online-Material zu diesem Buch).

Am Ende des Erstkontakts werden die Basisübungen für den nächsten Termin angekündigt.

### Checkliste Erstkontakt

Name: Erstgespräch am:

☐ Informationen über Struktur/Inhalte/Regeln

#### Körpertherapeutische Anamnese

☐ Bisherige Erfahrungen mit Körpertherapie?
☐ Somatische Beschwerden?
☐ Selbstverletzende Verhaltensmuster (Selbstverletzung zur Spannungsregulation, als Kick, zur Selbstbestrafung)?
☐ Dissoziative Phänomene?
☐ Skills?
☐ Berührung: Ja/Nein?
☐ Individuelles Stopp-Zeichen?
☐ Ressourcen?

# 4 Basisübungen

## Einleitung

Das zweite Körpertherapie-Einzel dient dazu, sich einen Eindruck davon zu verschaffen, wie die Patientin »mit ihrem Körper unterwegs« ist und welche Ressourcen sie mitbringt. Dazu bedient man sich der sog. Basisübungen, deren theoretischer Hintergrund zunächst knapp erläutert wird.

Die Basisübungen fußen auf Erkenntnissen der US-amerikanischen Entwicklungspsychologin Jean Ayres (1920–1989). Diese beschäftigte sich in ihrer Forschung mit Kindern, die neurologische Auffälligkeiten und Lerndefizite aufwiesen. Eine ihrer grundlegenden Fragestellungen war, wie basale Wahrnehmungs- und Verarbeitungsprozesse funktionieren und wodurch sie gestört werden (Ayres 2016).

Die Entwicklung des menschlichen Organismus ist demnach im Wesentlichen durch die Auseinandersetzung mit seiner Umwelt bedingt und die Wechselwirkung zwischen Organismus und Umwelt der Motor hinter den Entwicklungsprozessen. Vermittelt wird die Umwelt dem Menschen über seine Körpersinne, die auch »Basissinne« genannt werden.

Das **Basissinnesystem** wird bereits embryonal angelegt und umfasst

- das taktil-kinästhetische Sinnessystem (Tast-, Berührungs- und Spürsinn), welches das Körperschema eines Menschen bildet. Dieses Körperschema ist etwa vergleichbar mit einer »inneren Landkarte«, die der jeweilige Mensch von seinem Körper hat.
- das vestibuläre Sinnessystem (Gleichgewicht).
- das propriozeptive Sinnessystem (Tiefenwahrnehmung).
- das auditive und visuelle Sinnessystem (Hören und Sehen). Auditive und visuelle Reize sind emotionale Schlüsselreize, d. h. man sieht oder hört etwas und hat unmittelbar eine Emotion dazu.
- das olfaktorische Sinnessystem (Gerüche). Olfaktorische Reize sind unmittelbar mit dem limbischen System gekoppelt, dem Zentrum für Emotionen und Gedächtnis.

Diese Sinnessysteme sind untrennbar miteinander verbunden und bilden die Basis für die Entwicklung des Menschen. Sie sind die Grundlage dafür, dass Reize, die über die fünf Sinne aufgenommen werden, adäquat verarbeitet werden können. Das Zusammenspiel der Basissinne wird von Ayres (2016) als »sensorische Integration« bezeichnet.

Ist die Wahrnehmung über die Basissinne nur eingeschränkt möglich, können komplexere Fähigkeiten wie Radfahren oder Schreiben, aber auch emotionale Anpassung und soziales Verhalten weniger entwickelt sein.

Eine gute Eigenwahrnehmung bedeutet, sich zu spüren und sich seiner selbst bewusst zu sein. Die sensomotorische bzw. psychomotorische Entwicklung ist eine Wechselwirkung von Wahrnehmung und Bewegung. Wahrnehmung, Erleben, Handeln, Denken und Fühlen bilden eine Funktionseinheit.

Ein großer Teil der Wahrnehmungsverarbeitung ist das Unterscheiden von wesentlichen und unwesentlichen Reizen. Ohne diese hemmenden Prozesse kommt es zur Reizüberflutung und in der Folge zu unangepassten Verhaltensweisen. Ein Beispiel soll dies illustrieren:

> Ein autistischer Schüler sitzt im Klassenzimmer und nimmt das Ticken der Uhr, das Hefterascheln und das Getuschel der Mitschüler genauso laut wahr wie die Ausführungen des Lehrers vorne an der Tafel. Irgendwann ist er von den vielen gleichzeitigen Reizen überfordert, springt auf und schreit: »Ruhe jetzt!« Von außen kann dieses Verhalten sozial unangemessen wirken.

Im Rahmen der Körpertherapie wird anhand einfacher Tests überprüft, inwieweit sich die Patientin auf ihr Basissinnesystem verlassen kann. Geht es uns psychisch nicht gut, können Basisfertigkeiten eventuell reduziert sein. Wenn eine Patientin z. B. oft dissoziiert, könnte sich dies darin äußern, dass sie auf Station über den Flur schwankt, gangunsicher wirkt und sich öfter an der Wand abstützen muss. Die dissoziative Symptomatik hätte in diesem Fall Auswirkungen auf die Funktionsfähigkeit des vestibulären Sinnessystems der Patientin.

Umgekehrt können wir uns über den Körper aber auch psychisch stabilisieren. Dies ist der Ansatzpunkt der DBT-Körperskills.

**Praxistipp**

Die Therapeutin macht die Basisübungen mit der Patientin mit. Etwas gemeinsam zu tun ist beziehungsfördernd und beugt der Induktion von Schamgefühlen bei der Patientin vor.

Die Basisübungen umfassen die Tests Gleichgewicht, Koordination und Kreislaufanpassung.

## 4.1 Gleichgewicht

**Ausgangsstellung:** Aufrechter Stand auf einem Bein.

### Übung

- Menschen ohne körperliche Einschränkungen sollten in der Lage sein, 15–20 Sekunden lang auf einem Bein zu stehen. Dabei sind Gleichgewichtsreaktionen zum Halten des Gleichgewichts durchaus erwünscht (z. B. Ausbalancieren mit den Armen). Mehrere Sinnessysteme sind beim Einbeinstand aktiv: das taktil-kinästhetische, das vestibuläre, das propriozeptive und das visuelle Sinnessystem.
- **Steigerung:** Im Einbeinstand den Kopf in den Nacken nehmen und zur Decke schauen (▸ Abb. 4-1).

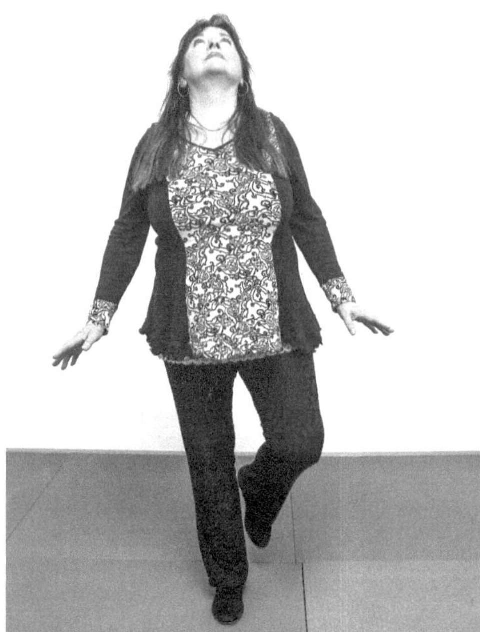

**Abb. 4-1**

- Wenn der Einbeinstand gut gelingt, wird als Steigerung ein Element des Gleichgewichtssystems irritiert, nämlich das Innenohr. Dieses kann man sich wie eine dreidimensionale Wasserwaage vorstellen. Indem wir den Kopf in den Nacken legen und den Blick nach oben nehmen, wird dieses System im wahrsten Sinne des Wortes aus dem Lot gebracht. Der Stand wird dadurch meist instabiler und andere Sinne werden genutzt, um das Gleichgewicht zu halten: die Tiefenrezeptoren und die Augen, die einen Punkt an der Decke zum Fixieren suchen.

- **Weitere Steigerung:** Einbeinstand mit geschlossenen Augen.
  Mit der Ausschaltung der visuellen Orientierung im Raum verbleiben nur noch die Tiefenrezeptoren (Propriozeption) und das taktile Sinnessystem zum Halten des Gleichgewichts. Dies ist sehr herausfordernd.

**Hinweise:**
1. Jede Gleichgewichtsübung ist zugleich ein Anti-Dissoziations-Skill, da das Gehirn mit Gleichgewichtsreaktionen und der Außenorientierung beschäftigt ist – der Körper will nicht umfallen.
2. Durch Training von einigen Minuten am Tag kann man bereits nach einer Woche Verbesserungen des Gleichgewichts erreichen.

## 4.2 Koordination

### 4.2.1 Grobmotorik

**Ausgangsstellung:** Aufrechter Stand.

#### Übung

- Linker Ellbogen und rechtes Knie bzw. rechter Ellbogen und linkes Knie nähern sich einige Male diagonal vor dem Körper an (»Kreuzen – Kreuzen«), bis die Bewegung geübt ist.
- Rechter Ellbogen und rechtes Knie bzw. linker Ellbogen und linkes Knie nähern sich einige Male vor dem Körper an (»Gleich – Gleich«), bis die Bewegung geübt ist.
- Bewegungsauftrag ist jetzt, diese Bewegungen zu verbinden: »Kreuzen – Kreuzen – Gleich – Gleich«.

### 4.2.2 Feinmotorik

**Ausgangsstellung:** Aufrechter Sitz.

#### Übung

- Der rechte Zeigefinger klopft rhythmisch auf eine virtuelle Tischplatte.
- Ist der Bewegungsablauf stabil, beginnt der linke Zeigefinger gleichzeitig über die virtuelle Tischplatte hin und her zu streichen; beide Bewegungsabläufe werden ca. 20 Sekunden lang gehalten.
- Dann wird versucht, möglichst übergangslos zu wechseln, sodass der rechte Finger streicht und der linke klopft.
- Anschließend wird fortlaufend zwischen den Bewegungsabläufen gewechselt.

**Hinweise:**

1. Wenn die Übung zur Feinmotorik für die Patientin zu herausfordernd ist, kann sie auch an einer realen Tischplatte durchgeführt werden. Dann ist zusätzlich das taktile und das akustische Sinnessystem beteiligt, was für manche Patientinnen hilfreich ist.
2. Beobachtungsschwerpunkt bei diesen Übungen: Wie organisiert sich die Patientin, um den Bewegungsauftrag auszuführen?
3. Dies sind auch Stresstoleranz-Skills, da Gedanken und Handlung gekoppelt sind und die Übungen dazu verhelfen können, aus negativen Gedankenschleifen auszusteigen. Die Übung zur Grobmotorik findet sich im Kapitel 8 »Stresstoleranz-Skills« ausführlicher beschrieben (»Die überkreuzte Koordination«).

## 4.3 Kreislaufanpassung

### Übung

- Die Patientin misst ihren relativen Ruhepuls (15 Sekunden messen × 4 = Herzfrequenz pro Minute).
- Die Patientin bewegt sich anschließend bei schneller Musik (d. h. mehr als 120 Beats/Minute) ca. drei Minuten lang: schnelles Laufen auf der Stelle und dabei Arme dynamisch bewegen.
- Messen des Belastungspulses nach der körperlichen Aktivität (15 Sekunden messen × 4 = Herzfrequenz pro Minute).
- Ruhepuls vom Belastungspuls abziehen.

**Differenz**

- über 70: Kreislaufanpassung ist trainingsbedürftig
- 60–69: Normbereich
- < 60: trainiertes Herz-Kreislauf-System

Nach einer Minute wird nochmals der Puls gemessen, um zu sehen, wie rasch sich das Herz erholen kann, d. h. inwieweit sich der Herzschlag dem relativen Ruhepuls angenähert hat.

**Hinweise:**

1. Ein trainiertes Herz passt sich Belastungsanforderungen dadurch an, dass es mehr Blut ins Herz-Kreislauf-System auswirft. Daher steigt die Herzfrequenz in diesem Fall nur gering. Ein untrainiertes Herz passt sich an gesteigerte Belastungsanforderungen an den Kreislauf an, indem es die Frequenz steigert.
2. Die Herzfrequenz zum Trainieren sollte bei 120 bis 140 Schlägen pro Minute liegen.
3. Ein untrainiertes Herz braucht mehr Zeit als ein trainiertes Herz, um sich dem relativen Ruhepuls anzunähern, d. h. das untrainierte Herz hat eine längere Refraktärzeit.

# 5 Die Bewegungsanalyse

In der Körpertherapie, vor allem in Bewegungsgruppen wie Flamenco oder Eskrima, erhält man viele Informationen darüber, wie die Patientin sich bewegt und mit welcher Bewegungsqualität sie die Übungen durchführt. Psyche und Motorik hängen eng miteinander zusammen. Oft sehen wir in Gang, Haltung und Mimik die Befindlichkeit der Person (»von innen nach außen«).

Jeder Mensch hat seine eigene, persönliche Motorik und seine individuelle »Bewegungshandschrift«. Mit den Auffälligkeiten können wir in der Körpertherapie arbeiten (»von außen nach innen«).

Die eigene Motorik (und auch die Körperhaltung und Mimik) hat immer auch eine Außenwirkung auf andere Menschen. Die Patientinnen sind sich dieser Außenwirkung aber oft nicht bewusst.

**Merke**
**Änderungen in der Körperhaltung, im Gang und in der Mimik können zu einer veränderten Befindlichkeit und einer anderen Außenwirkung führen.**

In der Körpertherapie kann die Patientin an der Verfeinerung und Differenzierung ihrer Eigenwahrnehmung arbeiten. Außerdem kann die Therapeutin der Patientin – sofern das Commitment dafür besteht – ihre Fremdwahrnehmung zur Verfügung stellen. Eine weitere Möglichkeit ist, dass die Körpertherapeutin die Motorik der Patientin spiegelt, um ihr die Außenwirkung ihres Verhaltens zu verdeutlichen.

Um diese Fremdwahrnehmung der Motorik in eine verständliche Form zu bringen, hat sich der Rückgriff auf die sog. Labanotation bewährt. Rudolf von Laban (1879–1958) war Tänzer, Choreograf und Tanztheoretiker, der eng mit Joseph Pilates zusammengearbeitet hat. Er studierte u. a. die Bewegungen von Industriearbeitern und psychisch Kranken. Auf dieser Grundlage entwickelte er die Bewegungsnotation Kinetographie, eine Art Notenschrift der Bewegung, die heute als Labanotation bekannt ist.

Diese Notation wird hier sehr vereinfacht dargestellt und auf Kriterien und Begriffe heruntergebrochen, mit denen wir Bewegungsqualitäten und die persönliche Motorik eines Menschen beschreiben können. Die Übergänge zwischen den einzelnen Qualitäten sind dabei fließend.

| | | | |
|---|---|---|---|
| **Kraft** | (Dosierung) | zu viel | zu wenig |
| | | laut | leise |
| **Raum** | (Kinesphäre) | groß | klein |
| | | stabil | instabil |
| **Fluss** | (Form) | gebunden | fließend |
| **Zeit** | (Timing) | früh | spät |
| | | rhythmisch | arrhythmisch |

Im Folgenden geben wir ein paar kurze Erläuterungen und Beispiele zu den einzelnen Kategorien:

**Kraft** Unter dieser Kategorie wird beschrieben, wie die Patientin ihre Kraft dosiert. Manche Patientinnen beispielsweise poltern in den Raum und schlagen die Tür so fest hinter sich zu, dass alle erschrecken (auch wenn die Patientin gerade nicht wütend ist). Alles mit zu viel Kraft zu machen kann dazu führen, dass andere Menschen sich zurückziehen, denen diese Energie auf Dauer zu viel ist. Andere Patientinnen haben einen kaum spürbaren Händedruck und sprechen so leise, dass sie kaum zu verstehen sind.

Die Dosierung der Kraft ist manchmal auch am Schriftbild ablesbar. Die Spannbreite reicht hier von »so stark aufdrücken, dass die Wörter noch vier Seiten weiter lesbar sind« bis hin zu »so leicht aufdrücken, dass man es fast nichts entziffern kann«.

**Raum** Nimmt sich die Patientin viel oder wenig Raum? Kommt sie z. B. mit großen »raumgreifenden« Schritten in die Turnhalle und beansprucht viel Platz für sich? Oder bemüht sie sich, nicht aufzufallen und kommt mit kleinen Schritten in den Raum?

»Stabil« meint, dass jemand seinen Platz hat und halten kann. Eine Beobachtung in der Flamenco-Gruppe kann dies illustrieren: Wenn ein Kreis gebildet wird, steht manchmal eine Patientin irgendwann hinten an der Wand, weil sie schambedingt immer weiter zurückweicht. Eine andere steht nach einiger Zeit fast mitten im Kreis, bekommt es aber vielleicht gar nicht mit, wie sie sich gerade exponiert. »Stabil« würde in diesem Fall bedeuten, dass jemand in der Lage ist, die Kreisformation einzuhalten.

In diese Kategorie gehört auch die Nähe-Distanz-Regulierung zu anderen Menschen. Wenn jemand das Gespür für den Raum nicht hat, kann das ein Zeichen für eine Erkrankung sein.

**Fluss** Wenn jemand »in einem guten Fluss« ist, sind seine Bewegungen harmonisch, sinnlich oder geschmeidig. Bei der eher gebundenen Form fließen die

Bewegungen nicht frei, sondern wirken gehemmt, stockend und »eckig«; meist bewegt sich ein Patient mit Parkinsonerkrankung oder einer depressiven Symptomatik auf diese Weise. Das andere Extrem sind Menschen, bei denen alles »ätherisch fließt« und die eher ein Korsett zu benötigen scheinen, um mehr Klarheit und Eindeutigkeit in ihre Bewegungen zu bringen.

**Zeit** In dieser Kategorie wird beschrieben, ob Bewegungen in einem passenden Timing ablaufen oder nicht. Eine klassische Impulskontrollübung aus der Pädagogik ist beispielsweise »Auf die Plätze – fertig – los!« Menschen mit ADHS legen meist schon vor dem Startsignal los, andere brauchen vielleicht eine Sekunde und sind einen Tick zu spät.

Auch beim Flamenco sind manche immer einen Schritt zu spät oder zu früh dran und damit arrhythmisch. Wie Herz und Atem einen Rhythmus haben, gibt es auch einen Gangrhythmus. Wenn dieser nicht gleichmäßig ist (z. B. zwei schnelle Schritte, ein langsamer), wäre der Gang arrhythmisch.

Anhand einer Fallbeschreibung wird erklärt, wie die Bewegungsanalyse die Therapie unterstützen kann.

**Frau M., 27 Jahre alt**
Diagnosen: Borderline-Störung und ADHS, stationär, DBT Stufe II
Therapieziel: Verbesserung der zwischenmenschlichen Fertigkeiten
Frau M. berichtet, in zwischenmenschlichen Situationen große Probleme zu haben. Durch ihre impulsiven Ausbrüche gehen Freundschaften und Beziehungen immer wieder in die Brüche. Auch bei der Arbeit in einem Supermarkt eckt sie durch ihre Impulsivität an. Sie hört oft, dass sie »too much« und anstrengend sei. Im Therapiegespräch während der Körpertherapie und auch bei der Vermittlung von Skills fällt auf, dass Frau M. viel Energie aufwendet, um zum Ziel zu kommen.
Sie gibt ihr Commitment, sich selbst zu beobachten, um ihr Verhalten zu ändern. In der DBT sprechen wir vom Einnehmen der Satellitenposition. Wir verabreden ein Zeichen (Hand heben), wenn sich das unerwünschte Verhalten zeigt und Kraft und Fluss »mit ihr durchgehen«.
Frau M. lernt, die Bedeutung der Körpersprache und der Mimik in interpersonellen Kontakten zu sehen. Als Skill helfen ihr Atemübungen, um eine »Bremse« einzubauen. Außerdem sind die Wandliegestützen in Verbindung mit der Atmung ein Ventil für sie, dreimal zehn Durchgänge empfindet sie als hilfreich. Dazu verlässt sie kurz die Situation und skillt im Duschraum oder auf der Toilette.

Die Bewegungsanalyse kann bei jedem Menschen angewendet werden. Wir alle haben Auffälligkeiten in der Motorik. Das muss nicht pathologisiert werden.

**Merke**
Es gibt kein Richtig und Falsch, nur hilfreich und weniger hilfreich für das Erreichen der eigenen Ziele.

Die Motorik kommt vor allem dann in den körpertherapeutischen Fokus, wenn daraus Probleme erwachsen, z. B. im zwischenmenschlichen Bereich oder bei funktionellen Störungen des Bewegungsapparats wie chronischen Rückenschmerzen.

# 6 Warm-up-Übungen

## Einleitung und Ziele

Die Warm-up-Übungen zu Beginn der Körperskillsgruppe dienen nicht primär dem körperlichen Aufwärmen, sondern verfolgen eher ein gruppendynamisches Ziel. Die Patientinnen kommen aus unterschiedlichen Alltagssituationen und mit unterschiedlichen Befindlichkeiten in die Gruppe. Die eine hatte vielleicht gerade ein thematisch schwieriges Einzelgespräch, der anderen hängen noch die Albträume der vergangenen Nacht nach, die dritte kommt nach einem Mittagsschlaf mit niedrigem Energielevel. Die Warm-up-Übungen sind dem Drücken der Reset-Taste am PC vergleichbar: Wenn man sich motorisch herausfordernd bewegt, sind die Gedanken nicht mehr so fixiert auf die eigenen Probleme und man kommt aus dem jeweiligen Alltag mit Kopf und Körper in der Gruppe an.

Mit der Bewegung gehen eine Veränderung der Durchblutungssituation im Körper, eine Erhöhung der Herzfrequenz und eine Steigerung der Wahrnehmung und Präsenz im Hier und Jetzt einher. Wenn man sich anschaut, wie andere sich bewegen, werden die eigenen motorischen Areale im Gehirn aktiviert und die Motivation zum Mitmachen steigt. Nach fünf bis zehn Minuten Warm-up sind die Gruppenteilnehmer nicht nur motorisch, sondern auch emotional aufgewärmt, was an der Gruppenatmosphäre meist deutlich wahrnehmbar ist.

Gemeinsames Bewegen ist dabei ein selbstregulierender Faktor: Durch die gemeinsame Bewegung werden eine »gruppendynamische Homöostase« und ein Gruppengefühl hergestellt. Die Motivierteren geben etwas Motivation an die anderen ab, die dann nicht mehr ständig darüber nachgrübeln müssen, ob sie nun an der Gruppe teilnehmen oder nicht.

**Merke**
Bewegung ist ansteckend und hat einen gruppenintegrativen Effekt.

Selbst wenn eine Patientin der kognitiven Überzeugung ist: »Ich bin die Letzte und gehöre hier nicht dazu«, widerspricht die Erfahrung der gemeinsamen Bewegung in der Gruppe dieser Grundannahme – sofern sich die Patientin darauf einlassen kann.

Die Motivation zur Teilnahme an der Gruppe und zum Mitmachen bei den Warm-up-Übungen wird dadurch begünstigt, dass die DBT-Körperskillsgruppe strukturell immer gleich abläuft mit thematischem Ausblick, Warm-up-Übungen, Achtsamkeitsübung, Übungen zum jeweiligen Stundenthema und kurzem »Cool-down« zum Abschluss. Diese klare Struktur ist für jede Patientin transparent und gibt ihr Sicherheit; sie weiß, worauf sie sich einstellen kann. Und da alle mitmachen, wird auch ihre eigene Teilnahme selbstverständlicher.

Auch die Warm-up-Übungen selbst haben eine inhärente Struktur, indem zunächst jede Patientin für sich alleine Übungen durchführt, um sich an das jeweilige Medium (Sandsäckchen, Jonglierball, Luftballon etc.) zu gewöhnen, und dann erst interaktionelle Partner- oder Gruppenübungen folgen. Diese »Vom-Ich-zum-Du-Struktur« erleichtert es der Patientin, ihre Scham zu überwinden und mit den anderen in Interaktion zu gehen.

**Merke**
Ohne Interaktion passiert auch emotional nicht viel.

Wenn ich gymnastische Übungen auf meiner Matte in meinem klar abgegrenzten Bereich mache, bin ich relativ sicher und emotional wahrscheinlich wenig aktiviert. Wenn ich dagegen mit anderen Menschen z. B. Bälle werfe und austausche, kann alles Mögliche passieren. Damit die Patientin die Erfahrung machen kann, dass diese »Risikosituationen« sogar mit Spaß verbunden sein können (im Sinne von »No risk, no fun«), handelt es sich bei den zwischenmenschlichen Interaktionen im Rahmen der Warm-up-Übungen um »ungefährliche« Basisinteraktionen wie Blickkontakt aufnehmen, Plätze tauschen oder ein Medium austauschen ohne jeglichen Körperkontakt.

Die Übungen sollten nicht so komplex sein, dass die Gruppenteilnehmerinnen gleich in die Überforderung gebracht werden. Jede der in diesem Kapitel vorgestellten Warm-up-Sequenzen beginnt daher mit einfacheren Basisübungen, die dann im Schwierigkeitsgrad moderat gesteigert werden.

Die Auswahl der Übungen orientiert sich daran, dass sie mit einfachen Mitteln und unterschiedlichen Gruppengrößen durchgeführt werden können und auch in kleineren Räumlichkeiten realisierbar sind.

Es ist sinnvoll, zunächst Übungen zu machen, die man als Gruppenleiterin auch selbst gut findet und vorher ausprobiert hat. Wenn ich selbst z. B. gerne jongliere, ist die Wahrscheinlichkeit um ein Vielfaches höher, dass dieser »Funke« auch auf die Gruppenteilnehmerinnen überspringt und die Motivation zum Mitmachen bei Jonglierübungen steigt.

### Die Ziele dieses Kapitels in der Übersicht

- Ankommen in der Gruppe (»Reset-Taste drücken«)
- Herstellen einer physiologischen Veränderung (Steigerung der muskulären Durchblutung und des Muskeltonus, Erhöhung der Herz- und Atemfrequenz)
- Stimmungsveränderung
- Erhöhen der Präsenz im Hier und Jetzt und Steigerung des Wachheitsgrades durch Bewegungsaufträge
- Lernen, in Basisinteraktionen (etwas austauschen, Blickkontakt aufnehmen, Plätze tauschen) in Kontakt mit anderen zu gehen
- Lernen, sich aufeinander einzustellen und Rücksicht aufeinander zu nehmen

## 6.1 Klatschen

**Material:** Die eigenen Hände.
**Anzahl der Teilnehmerinnen:** Sechs bis 30.

### 6.1.1 Klatscher im Kreis

**Ausgangsstellung:** Kreisformation.

#### Übung

- Der Klatscher wird so schnell wie möglich nach rechts im Kreis weitergegeben. Dabei wird die Richtung mit klarer Körpersprache betont, indem man sich der jeweiligen Nachbarin im Kreis deutlich zuwendet.
- Nach mehreren Durchgängen gibt die Gruppenleitung den Klatscher nach links durch den Kreis. Auch hierbei wird der Klatscher so schnell wie möglich und mit deutlicher Körpersprache an die Kreisnachbarin weitergegeben.
- Nach einigen Durchgängen kann jede Teilnehmerin im Kreis die Richtung wechseln, was sie durch deutliche Hinwendung zur jeweiligen Kreisnachbarin anzeigt.

**Hinweis:** Es handelt sich um ein *Reaktionsspiel*, d. h. die Hände werden möglichst schon klatschbereit gehalten, um so schnell wie möglich reagieren zu können!

#### Übungsvarianten

a) Dasselbe Übungsprinzip ist mit *Fußstampfen* möglich: Nach rechts stampft der rechte Fuß, nach links der linke Fuß.

Diese Variante ist schwieriger, weil der Richtungswechsel eine Gewichtsverlagerung erfordert.

b) *Klatscher und Stampfer zusammen* werden nach rechts oder links weitergeben.
c) Der *Klatscher* wird *quer durch den Kreis* weitergegeben.

Diese Variante ist deutlich schwieriger. Die den Klatscher Weitergebende signalisiert durch Blickkontakt und Körpersprache, an wen aus dem Kreis sie das Klatschsignal weitergeben möchte. Es geht nicht darum, die anderen zu überraschen! Alle Teilnehmerinnen im Kreis sind »online« und offen für Blickkontakt und Empfang des Klatschsignals.

### 6.1.2 Contras klatschen

**Ausgangsstellung:** Sie stehen sich zu zweit gegenüber (▸ Abb. 6-1).

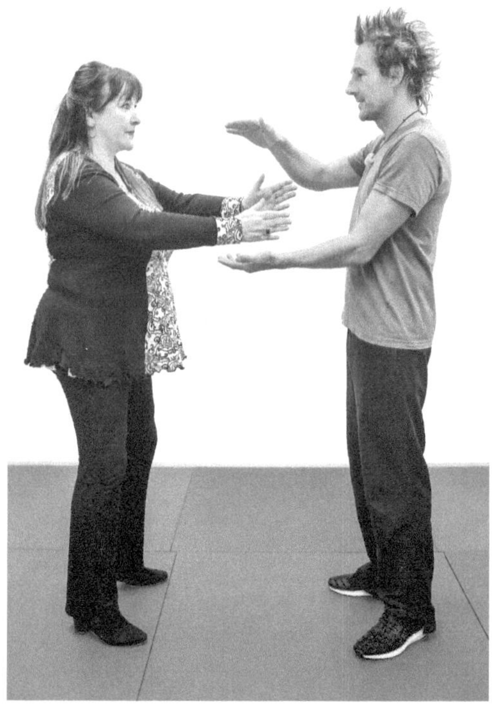

Abb. 6-1

## Übung

- Eine von Ihnen ist die Taktgeberin und klatscht in der Waagerechten. Die andere klatscht senkrecht in die Zwischenräume (!).
- Die Taktgeberin kann das Tempo langsam steigern, aber nur so weit, dass die andere noch folgen kann.

**Hinweis:** Ziel der Übung ist nicht, »sein eigenes Ding durchzuziehen«, sondern sich aufeinander einzustellen.

## 6.2 Säckchen werfen

**Material:** Pro Teilnehmerin ein 15 x 20 cm großes Säckchen, das mit Kirschkernen oder Linsen gefüllt ist und 150–200 Gramm wiegt.
**Anzahl der Teilnehmerinnen:** Sechs bis 30.

### 6.2.1 Wurfvariationen

Die Wurfvariationen dienen der Gewöhnung an das Medium.
**Ausgangsstellung:** Sie werden zunächst im Kreis am Platz durchgeführt und anschließend beim freien Bewegen im Raum. Alle laufen dabei durcheinander und nutzen den gesamten Raum.

#### Übung

- Werfen Sie das Säckchen mit der linken Hand, fangen Sie es mit der rechten Hand und umgekehrt. Probieren Sie verschiedene Wurfhöhen aus.
- Klatschen Sie zwischen dem Wurf und dem Fangen einmal (zweimal oder so oft wie möglich) in die Hände.
- Werfen und fangen Sie das Säckchen nur mit der rechten Hand. Probieren Sie auch dabei verschiedene Wurfhöhen aus.
- Werfen und fangen Sie das Säckchen nur mit der linken Hand.
- Werfen Sie das Säckchen unter dem Bein hindurch: von rechts nach links unter dem rechten Bein, von links nach rechts unter dem linken Bein.
- Legen Sie das Säckchen auf den Spann ihres Fußes, werfen Sie es mit dem Fuß hoch und fangen Sie es mit der Hand.

### 6.2.2 Säckchentausch

**Ausgangsstellung:** Alle bewegen sich frei im Raum.

#### Übung

Tauschen Sie Ihr Säckchen durch Werfen mit derjenigen aus, auf die Sie treffen. Nehmen Sie dabei vor dem Werfen Blickkontakt auf, damit klar ist, mit wem Sie tauschen möchten.

**Tauschvarianten**

Werfen Sie Ihr Säckchen mit der rechten Hand/mit der linken Hand/unter einem Bein durch.

**Spiel**

Tauschen Sie in einer Minute so viele Säckchen wie möglich mit den anderen Teilnehmerinnen. Die Regel dabei ist: Kein Körperkontakt!

### 6.2.3 Würfe mit Partner

**Ausgangsstellung:** Gehen Sie paarweise zusammen und stellen Sie sich einander gegenüber. Der Abstand zwischen Ihnen beträgt ungefähr zwei Armlängen.

#### Tempoverschärfung

#### Übung

- Eine (!) von Ihnen hat ein Säckchen in der Hand.
- Werfen Sie sich das Säckchen zu und finden Sie einen gemeinsamen Rhythmus.
- (Nach mehreren Durchgängen:) Steigern Sie allmählich das Tempo.
- (Nach mehreren Durchgängen:) Werfen Sie sich das Säckchen nun so schnell wie möglich zu.

**Variante**

- Gleiche Ausgangsstellung und Ablauf, aber *jede* Teilnehmerin hat ein Säckchen.

#### Parallelwürfe

**Ausgangsstellung:** Gehen Sie paarweise zusammen und stellen Sie sich einander gegenüber. Der Abstand zwischen Ihnen beträgt ungefähr zwei Armlängen.

#### Übung

- Eine von Ihnen hat ein Säckchen in der rechten und eines in der linken Hand.
- Werfen Sie die beiden Säckchen parallel zu Ihrer Partnerin, die eines mit der rechten Hand und das andere mit der linken Hand fängt und parallel wieder zurückwirft.

**Variante**

- Fängerin und Werferin überkreuzen die Arme auf Ellbogenhöhe, der linke Arm liegt auf dem rechten Arm.
- Werfen und fangen Sie die Säckchen mit überkreuzten Armen.
- (Nach einigen Durchgängen:) Wechseln Sie den oben aufliegenden Arm. Die Arme werden wieder auf Ellbogenhöhe gekreuzt, nun liegt der rechte Arm auf dem linken Arm.
- Werfen und fangen Sie die Säckchen wieder mit überkreuzten Armen.

## 6.2.4 Reaktionsspiele zu zweit

### Drehen und Fangen auf Kommando

**Ausgangsstellung:** Gehen Sie paarweise zusammen und stellen Sie sich einander gegenüber. Der Abstand zwischen Ihnen beträgt zwei bis drei Meter.

### Übung

- Eine von Ihnen hat ein Säckchen in der Hand.
- Vereinbaren Sie miteinander ein Wurfkommando (z. B. »Hepp!«).
- Diejenige, die das Säckchen hat, ist die Werferin, die andere die Fängerin. Die Fängerin dreht sich mit dem Rücken zur Werferin (▸ Abb. 6-2).

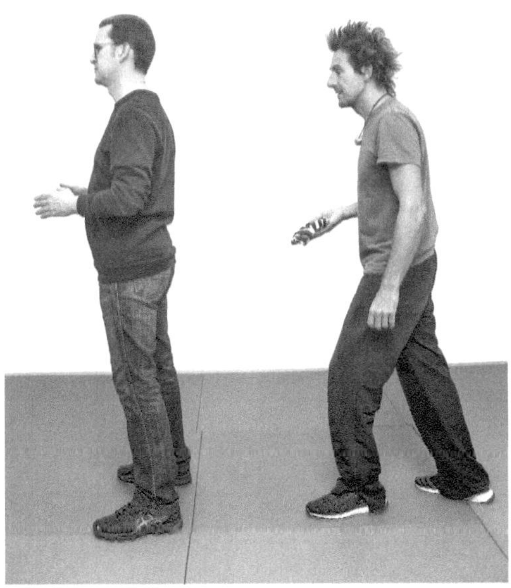

**Abb. 6-2**

- Die Werferin wird jetzt gleich das vereinbarte Kommando rufen und der anderen das Säckchen zuwerfen. Die Fängerin hat die Aufgabe, sich schnell umzudrehen und das Säckchen zu fangen (▸ Abb. 6-3).

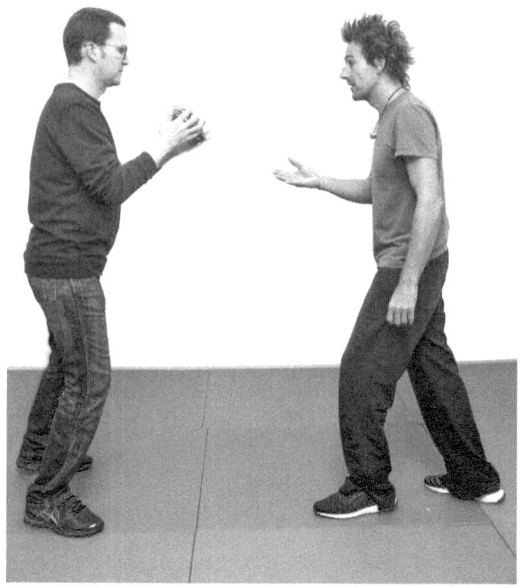

Abb. 6-3

- Wechsel: Jetzt ist die andere die Werferin und die Fängerin dreht ihr den Rücken zu. Die Werferin ruft das Kommando und wirft das Säckchen, die Fängerin dreht sich um und fängt es.

### Variante

- Die Fängerin dreht sich mal über rechts, mal über links.

**Hinweis:** Die Werferin sollte so werfen, dass die Fängerin auch die Möglichkeit hat, das Säckchen zu fangen. Ziel der Übung ist nicht, dass die Fängerin »gefoppt« wird (etwa indem die Werferin wirft und dann erst das Kommando ruft).

## Das Dächle

**Ausgangsstellung:** Zu zweit gegenüber mit einem Säckchen.

### Übung

- A hält das Säckchen mit ausgestrecktem rechtem oder linkem Arm, der Handrücken weist dabei nach oben. B hält die Hände in Form eines kleines Daches (»Dächle«) über der Hand von A (▸ Abb. 6-4).

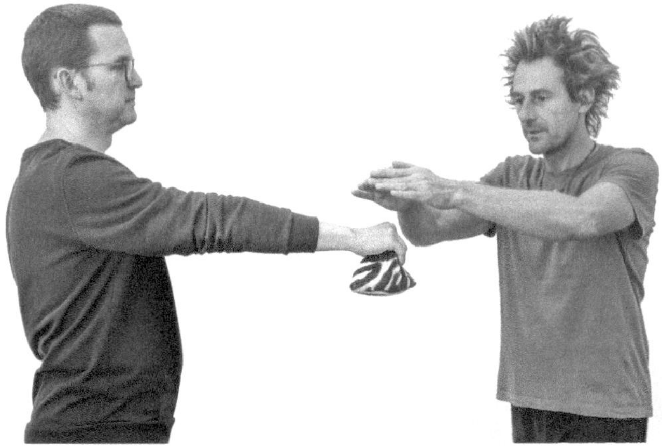

Abb. 6-4

- A lässt das Säckchen irgendwann los, B muss schnell reagieren und versuchen, das Säckchen »schöpfend« zu fangen (d. h. indem die Arme eine Kreisbewegung machen und am unteren Ende des Kreises die Hände wie eine kleine Schale aneinanderliegen, in die das Säckchen – bestenfalls – hineinfällt) (► Abb. 6-5).

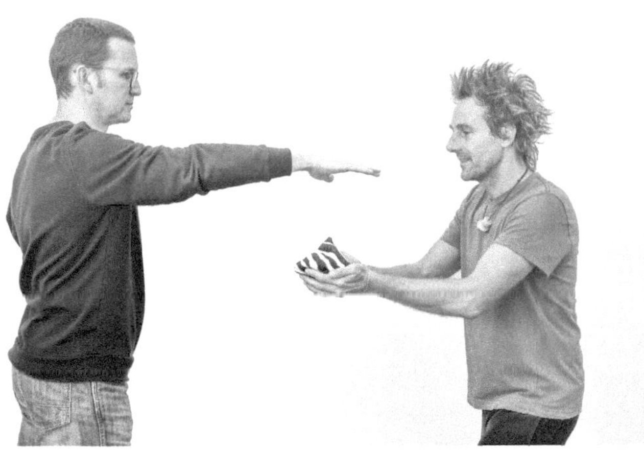

Abb. 6-5

- Wechsel. Jeder hat jeweils drei Fangversuche.

**Hinweis:** Dies ist eine Übung mit hohem Schwierigkeitsgrad. Wenn das Fangen nicht klappt, ist der Frustrationsgrad aber mindestens ebenso hoch wie der Spaßfaktor!

### 6.2.5 Andere Übungen

#### Säckchen schubsen (Spiel)

**Ausgangsstellung:** Jede Teilnehmerin hat ein Säckchen.

#### Übung

- Bewegen Sie sich durch den Raum und balancieren Sie Ihr Säckchen dabei auf dem Ellbogen des angebeugten Armes. Klemmen Sie das Säckchen nicht fest (▸ Abb. 6-6).

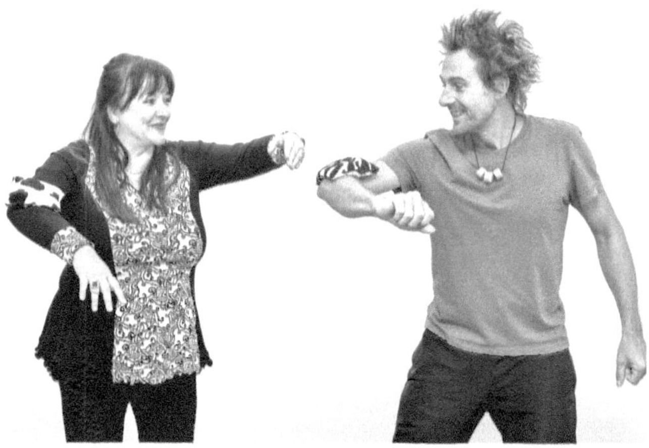

Abb. 6-6

- Versuchen Sie, das Säckchen der anderen vom Ellbogen herunterzuschubsen. Körperkontakt ist dabei nicht erlaubt!

**Hinweis:** Bei diesem Spiel scheidet niemand aus. Wenn das eigene Säckchen heruntergeschubst wurde (oder unbeabsichtigt heruntergefallen ist), wird es wieder auf den Ellbogen des angebeugten Armes gelegt und das Spiel geht weiter.

#### Reihenfolge werfen

**Anzahl der Teilnehmerinnen:** Sechs bis maximal 16. Bei mehr Teilnehmerinnen würde der Abstand im Kreis zu groß.
**Ausgangsstellung:** Kreisformation. Die Gruppenleiterin ist Teil des Kreises und hat alle Säckchen zu ihren Füßen.

## Übung

- Wir werden das Säckchen jetzt in einer bestimmten Reihenfolge werfen. Merken Sie sich, wer Ihnen das Säckchen zuwirft und an wen Sie es weiterwerfen. Jede kommt nur einmal dran. Die Letzte wirft das Säckchen dann wieder der Gruppenleiterin zu, um die Runde abzuschließen.
- Nehmen Sie die Arme vor den Körper. Wer das Säckchen gefangen und weitergeworfen hat, nimmt die Arme nach hinten als Signal, dass sie bereits dran war.

### Ablauf

Alle haben die Arme vor dem Körper. Der Gruppenleiter wirft einer Teilnehmerin im Kreis ein Säckchen zu. Diese wirft es an eine andere Teilnehmerin weiter, die das Säckchen noch nicht hatte, und nimmt die Arme nach hinten. Zum Schluss (wenn alle das Säckchen einmal geworfen und gefangen haben) landet das Säckchen wieder bei der Gruppenleiterin.
Zur Überprüfung, ob die Reihenfolge eingeübt ist, erhalten die Teilnehmerinnen folgende Instruktion:

- Schauen Sie jetzt zu der Person, von der Sie das Säckchen zugeworfen bekommen haben. Diese Person ist sehr wichtig; von dort kommen gleich ganz viele Säckchen! Keiner sollte sich jetzt in die Augen schauen – sonst stimmt etwas mit der Reihenfolge nicht.

Das Säckchen wird nun zum Üben zwei- bis dreimal in der gleichen (!) Reihenfolge wie eben geworfen. Wenn die Reihenfolge eingeübt und gefestigt ist, wirft die Gruppenleiterin zunehmend mehr Säckchen in der eben eingeübten Reihenfolge in den Kreis hinein.

**Hinweise**
1. Für die Teilnehmerinnen: »Wenn ein Säckchen auf den Boden fällt, lassen Sie es bitte liegen, weil ansonsten der ganze Ablauf ins Stocken gerät.«
2. Diese Übung erfordert einiges an Konzentration und selektiver Aufmerksamkeit. Es geht darum, im Chaos präsent und wachsam zu bleiben.

## Übungsvariante

- Zwei unterschiedliche Reihenfolgen werfen und einüben lassen. Ein Säckchen wandert dann in Reihenfolge 1 durch den Kreis, das andere Säckchen in Reihenfolge 2.

**Hinweis:** Bei dieser Variante kommt nur ein (!) Säckchen pro Reihe zum Einsatz.

## Gestaffeltes Werfen

**Ausgangsstellung:** Paarweise zusammengehen. Beide Partnerinnen stehen Schulter an Schulter nebeneinander und schauen in die gleiche Richtung.

### Übung

- Zunächst wird mit einem Säckchen geübt: A steht links und hat das Säckchen in der *linken* Hand (▸ Abb. 6-7). Mit dem Kommando »Hepp!« wirft sie das Säckchen in einem Bogen zu B, die das Säckchen mit ihrer *rechten* Hand fängt (▸ Abb. 6-8).

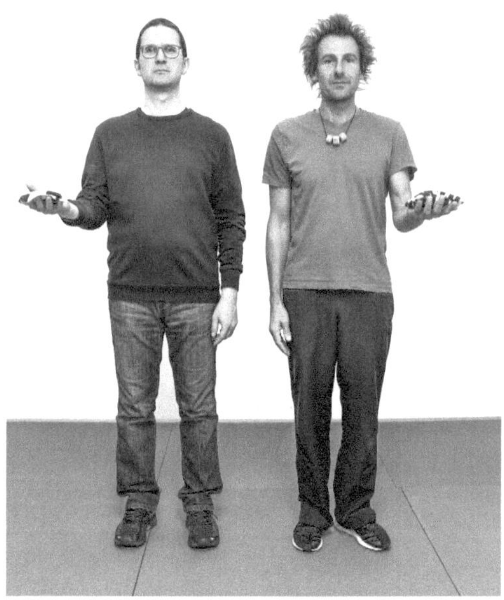

Abb. 6-7

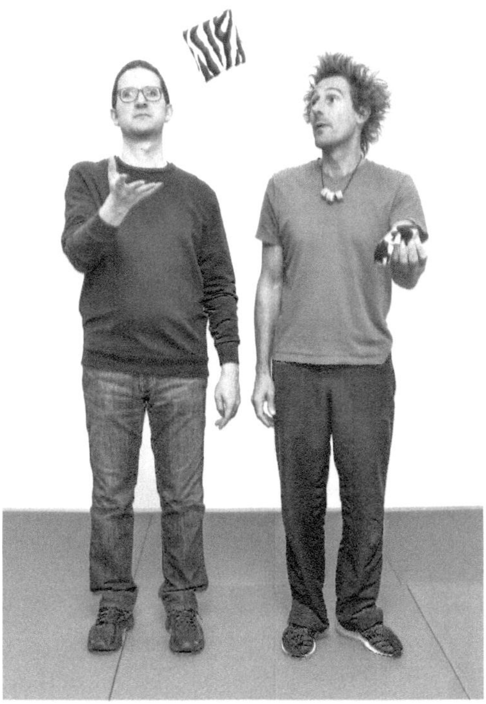

Abb. 6-8

- Wechsel. B ruft das Kommando »Hepp!« und wirft das Säckchen mit der rechten Hand in einem Bogen zu A, die das Säckchen mit der linken Hand fängt. – Mehrmals üben.
- Dann erfolgt ein gestaffeltes Werfen mit zwei Säckchen: A hat ihr Säckchen in der linken, B ihr Säckchen in der rechten Hand. A wirft mit Kommando »Hepp!« ihr Säckchen von links im Bogen zu B. Sobald das Säckchen den Scheitelpunkt des Bogens erreicht hat, wirft B ihr Säckchen mit Kommando »Hepp!« zu A und fängt deren geworfenes Säckchen.
- Der Ablauf wird mehrmals geübt, um einen gemeinsamen Rhythmus (»Hepp!« – »Hepp!«) zu finden.

**Hinweis:** Die unbeteiligten Arme bleiben entspannt an der Körperseite hängen.

## 6.3 Bechertennis

**Material:** Pro Teilnehmerin ein Tennisball und ein Buttermilchbecher (bzw. ein großer Joghurtbecher).
**Anzahl der Teilnehmerinnen:** Die Übungen sind mit einer unbegrenzten Teilnehmerzahl möglich.
**Ziele:** Ziele dieser Übungen sind – neben den in der Einführung zu diesem Kapitel erwähnten allgemeinen Zielen der Warm-up-Übungen – die Förderung der

Hand-Auge-Koordination sowie das Einstellen auf eine Partnerin. Außerdem haben die Übungen aufgrund der erforderlichen Augenbewegungen (Blick geht nach oben und folgt dem Ball) eine antidissoziative Wirkung.

### 6.3.1 Wurfvariationen

Die Wurfvariationen dienen der Gewöhnung an das Medium. Sie können zunächst am Platz im Kreis durchgeführt werden, anschließend beim freien Bewegen im Raum.

#### Übung

- Nehmen Sie den Becher in die rechte Hand und den Ball in die linke Hand. Prellen Sie den Ball auf den Boden und fangen Sie ihn mit dem Becher auf.
- Werfen Sie den Ball mit der linken Hand nach oben und fangen Sie ihn mit dem Becher auf.
- Wechseln Sie Wurf- und Fanghand. Prellen Sie den Ball mit der rechten Hand auf den Boden und fangen Sie ihn mit dem Becher in der linken Hand auf.
- Werfen Sie den Ball nach oben und fangen Sie ihn mit dem Becher auf.
- Werfen Sie den Ball im Becher nach oben und fangen Sie ihn im Becher wieder auf.

### 6.3.2 Partnerübungen

**Ausgangsstellung:** Zu zweit gegenüber in einem Abstand von zwei bis drei Metern. Jede Teilnehmerin hat einen Becher und jedes Paar (!) einen Ball.

#### Werfen und Fangen

#### Übung

- Jede von Ihnen beiden hat den Becher in der linken Hand und eine den Ball in der rechten Hand. Prellen Sie den Ball Ihrer Partnerin zu, die ihn mit dem Becher auffängt, den Ball herausnimmt und dann ihrerseits der Partnerin wieder mit rechts zuprellt.
- Statt zu prellen, werfen Sie den Ball nun mit der rechten Hand Ihrer Partnerin direkt zu, die ihn mit dem Becher auffängt und ihn mit rechts dann wieder zuwirft.
- Wechseln Sie beide nun Wurf- und Fanghand. Prellen Sie den Ball mit der linken Hand zu und fangen Sie ihn mit dem Becher in der rechten Hand.
- Werfen Sie den Ball nun ihrer Partnerin direkt zu – mit links werfen, mit dem Becher in der rechten Hand fangen.

### Von Becher zu Becher

#### Übung

- Beide nehmen den Becher in die rechte Hand. Werfen Sie den Ball von Ihrem Becher zum Becher Ihres Gegenübers.
- (Nach mehreren Durchgängen:) Wechseln Sie den Becher in die linke Hand und werfen Sie den Ball erneut von Becher zu Becher.

### Bechertennis im Kreis

**Ausgangsstellung:** Kreisformation.

#### Übung

- Jede hat ihren Becher in der rechten und ihren Tennisball in der linken Hand.
- Wenn ich »Hepp!« sage, prellt jede ihren Ball zur linken Kreisnachbarin, die ihn mit dem Becher auffängt.

Nach einigen Runden wird das Tempo durch die Gruppenleiterin langsam gesteigert.

## 6.4 Parteikissen

**Material:** Farbige Mannschaftsbänder (um zwei Mannschaften unterscheiden zu können) und ein ca. 20 × 20 cm großes, weiches Kopfkissen.
**Anzahl der Teilnehmerinnen:** Mindestens sechs. Die maximale Anzahl ist theoretisch unbegrenzt.

#### Übung

- Mithilfe der Mannschaftsbänder werden zwei Teams gebildet.
- Alle Teilnehmerinnen bewegen sich frei im Raum. Die Teilnehmerinnen der einen Mannschaft versuchen, sich das »Parteikissen« zehnmal untereinander zuzupassen, die Teilnehmerinnen der anderen Mannschaft versuchen, dies – ohne Körperkontakt! – zu verhindern.

**Hinweis:** Es handelt sich um ein sehr dynamisches Spiel, das eine präsente Schiedsrichterin erfordert, die auf die Einhaltung der Ohne-Körperkontakt-Regel achtet.

## 6.5 Luftballonsack

**Material:** Ein Kopfkissenbezug, der prall mit Luftballons gefüllt und zugebunden oder zugeknöpft ist.
**Anzahl der Teilnehmerinnen:** Mindestens vier. Die maximale Gruppengröße ist theoretisch unbegrenzt.
**Ziele:** Die Ziele der Übungen bestehen – neben den in der Einleitung zu diesem Kapitel genannten allgemeinen Zielen der Warm-up-Übungen – in der Schulung von Geschicklichkeit, Kraftdosierung und Reaktionsfähigkeit sowie darin, über sich lachen zu können und Spaß zu haben. Der Ballonsack hat aufgrund seiner Eigenschaften (leicht, langsam und unwuchtig) unberechenbare Flugeigenschaften, weshalb ihm ein gewisser Überraschungseffekt innewohnt.

### 6.5.1 Sack im Kreis

**Ausgangsstellung:** Kreisformation.

#### Übung

- Der Sack wird durch den Kreis weitergegeben/weitergepasst, wobei alle Teilnehmerinnen versuchen, ihn möglichst in der Luft zu halten. Dabei können verschiedene Körperteile zum Weitergeben eingesetzt werden (z. B. Kopf, Ellbogen, Knie).
- Der Sack wird der jeweiligen Nachbarin im Kreis »zugepasst« (zunächst im Uhrzeigersinn, dann andersherum).
- Der Sack wird (wie im Volleyball) durch den Kreis gebaggert und gepritscht.
- Der Sack wird einer Teilnehmerin im Kreis zugeworfen. Diese fängt den Sack und die Plätze werden getauscht.

## 6.6 Luftballons

**Material:** Ein Luftballon pro Teilnehmerin.
**Anzahl der Teilnehmerinnen:** Die Übungen können theoretisch mit einer unbegrenzten Teilnehmerzahl durchgeführt werden. Eine Limitierung ist meist durch die Raumgröße gegeben.
**Ziel:** Das Ziel dieser Übungen ist – neben den in der Einleitung zu diesem Kapitel genannten allgemeinen Zielen der Warm-up-Übungen – die Schulung von Geschicklichkeit und Koordination.

### 6.6.1 Ballon im Raum

**Ausgangsstellung:** Kreisformation.
**Vorbereitung:**

- Jede versucht, ihren Luftballon mit einem Atemzug (maximales Lungenvolumen) aufzublasen, und lässt die Luft geräuschvoll wieder aus dem Ballon. Zwei bis drei Durchgänge.
- Dann bläst jede Teilnehmerin ihren Ballon vollständig auf und knotet ihn zu.

#### Übung

- Bewegen Sie sich alle kreuz und quer durch den Raum. Halten Sie Ihren Ballon dabei durch Antippen mit dem Zeigefinger in der Luft.
- Tauschen Sie Ihren Ballon mit einer anderen Teilnehmerin, auf die Sie treffen, per Zeigefinger-Tipp. Nehmen Sie dabei vorher kurz mit Ihrer Tauschpartnerin Blickkontakt auf.

### 6.6.2 Ballon in der Luft halten

**Ausgangsstellung:** Kreisformation.

#### Übung

- Alle Teilnehmerinnen stehen eng beieinander und versuchen gemeinsam – ohne Körperkontakt! –, alle Ballons in der Luft zu halten.
- Ziel: Kein Ballon darf herunterfallen!

### 6.6.3 Partnerübungen

#### Ballontausch

**Ausgangsstellung:** Gehen Sie paarweise zusammen und stellen Sie sich in einem Abstand von gut zwei Armlängen einander gegenüber. Jedes Paar hat einen Ballon.

#### Übung

- Passen Sie den Ballon Ihrer Partnerin zu, zunächst mit der rechten Hand.
- (Nach einigen Durchgängen:) Passen Sie sich den Ballon jetzt mit der linken Hand zu.

### Variante

- Jeder Partnerin hat einen Ballon. Beide verabreden ein Zeichen (Kopfnicken oder Rufsignal wie »Jetzt!«), um die Ballons auf das Zeichen hin möglichst synchron zuzupassen.
- Die Übung wird einige Durchgänge mit der rechten Hand durchgeführt, dann mit der linken Hand.

## Ballontransport

**Ausgangsstellung:** Unterschiedliche Ausgangsstellungen zu zweit (je nach Variante) an einer Seite des Raumes. Ein Ballon pro Paar.

### Übung

- Der Ballon wird von einer Seite des Raumes zur gegenüberliegenden Seite transportiert, ohne dass er auf den Boden fällt.

### Varianten

a) Ballon zwischen rechter Hand der einen und linker Hand der Partnerin einklemmen.
b) Ballon zwischen den Rücken einklemmen.
c) Ballon zwischen den Hüften einklemmen.

## Ballon-Duell

**Ausgangsstellung:** Zu zweit gegenüber im Abstand von zwei bis drei Armlängen. Beide nehmen eine Fechterstellung ein, d.h. eine Schrittstellung, bei der das rechte Bein vorne ist und der seitengleiche Arm nach vorne gestreckt wird. Der Luftballon wird mit der rechten Hand am Knoten gehalten.

### Übung

- Eine Teilnehmerin simuliert einen »Angriff« mit ihrem Ballon, die andere wehrt den Angriff mit ihrem Ballon ab (▸ Abb. 6-9).

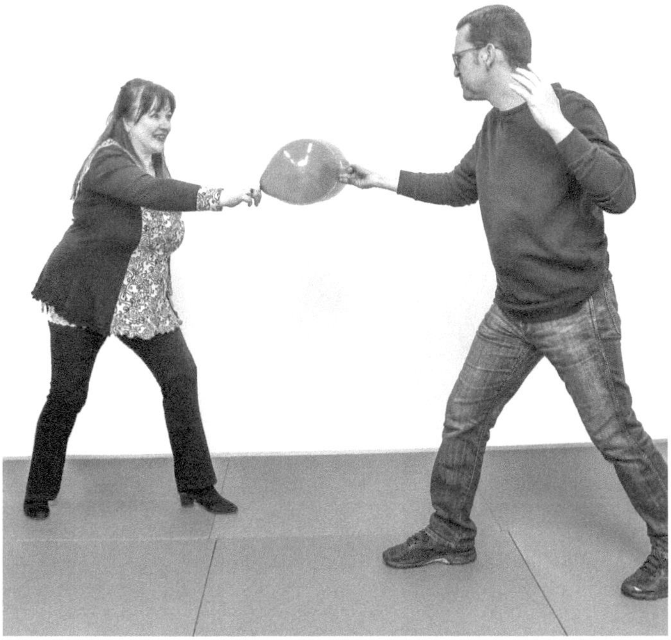

Abb. 6-9

- Dabei läuft die Angreiferin nicht auf ihr Gegenüber zu, sondern die Bewegung erfolgt – wie beim Fechten – aus dem rechten Bein heraus, das beim »Angriff« immer vorne bleibt, während das hintere linke Bein den Stand stabilisiert.
- Mehrere Durchgänge mit jeweiligem Wechsel der Rollen (»Angreiferin« und »Abwehrerin«).

### 6.6.4 Ballon im Kreis

**Material:** Ein Ballon.
**Ausgangsstellung:** Kreisformation.

#### Übung

- Alle Teilnehmerinnen halten die Handflächen nach oben und der Ballon wird von einer Hand zur anderen im Kreis transportiert.
- Dabei darf keine Hand ausgelassen werden.

## 6.7 Ess-Stäbchen

**Material:** Je Teilnehmerin zwei Ess-Stäbchen, wie man sie in jedem Asia-Shop bekommt. Die Stäbchen sollten nach Möglichkeit aus Holz sein. Mit Stäbchen aus Kunststoff sind manche Übungen schwieriger durchführbar, weil sie rutschiger sind.
**Anzahl der Teilnehmerinnen:** Mindestens sechs. Theoretisch ist die Teilnehmerinnenzahl nach oben hin unbegrenzt.

### 6.7.1 Übungen zum Gewöhnen an das Medium

**Ausgangsstellung:** Alle Teilnehmerinnen stehen im Kreis.

#### Stäbchenvariationen

#### Übung

- Ein Stäbchen wird an der Spitze gefasst und so geworfen, dass es sich halb um die eigene Achse dreht und an der anderen Spitze wieder aufgefangen wird. – Nach einigen Durchgängen wird die gleiche Übung mit der anderen, untrainierteren Hand durchgeführt.
- Das Stäbchen wird zwischen der rechten und der linken Hand hin- und hergeworfen.
- Das Stäbchen wird in 8er-Form unter den Beinen durchgegeben.
- Das Stäbchen wird quer auf den Zeigefinger gelegt und balanciert.
- **Erschwerte Variante:** Das Stäbchen wird balanciert, während sich dabei durch den Raum bewegt wird.
- Ein Stäbchen wird über Kreuz auf dem anderen balanciert.
- **Erschwerte Variante:** Das Stäbchen wird balanciert, während sich dabei durch den Raum bewegt wird.
- Das Stäbchen wird auf den Kopf gelegt und balanciert.
- Das Stäbchen wird mehrmals vom Kopf in die Hand fallen gelassen.

**Hinweis:** Diese Übung ist sehr anspruchsvoll und die Stäbchen werden wahrscheinlich immer wieder auf den Boden fallen – das ist normal!

#### Tonsignal weitergeben

#### Übung

- Durch Gegeneinanderschlagen beider Stäbchen wird ein Ton so schnell wie möglich nach rechts im Kreis weitergegeben. Dabei wird die Richtung mit klarer Körpersprache betont, indem man sich der jeweiligen Nachbarin im Kreis deutlich zuwendet (▸ die Übung »Klatscher weitergeben«, Abschn. 6.1.1).
- Nach mehreren Durchgängen gibt die Gruppenleiterin das Tonsignal mit den Stäbchen nach links durch den Kreis.

- Nach einigen Durchgängen wird das Tonsignal mit den Stäbchen quer durch den Kreis weitergegeben. Auch hierbei wird mit deutlicher Körpersprache und Blickkontakt signalisiert, an wen aus dem Kreis die »Senderin« ihr Tonsignal weitergeben möchte. Ziel ist nicht, die andere zu überraschen!

## 6.7.2 Partnerübungen

### Kontakt halten

**Ausgangsstellung:** Gehen Sie zu zweit zusammen.

### Übung

- Jede von Ihnen hat ein Stäbchen in der rechten Hand. Machen Sie miteinander aus, wer zunächst führt und wer folgt.
- Die Stäbchen berühren sich an den Enden. Die eine von Ihnen bewegt das Stäbchen, die andere versucht, der Bewegung zu folgen und die Berührung nicht abreißen zu lassen.

**Hinweis:** Die Übung wird zunächst auf der Stelle durchgeführt, dann beim freien Bewegen im Raum.

### Rhythmus schlagen (»1-2-3-Kontakt«)

**Ausgangsstellung:** Zu zweit voreinander. Jede Teilnehmerin hat zwei Stäbchen.

### Übung

- Jede schlägt dreimal ihr **rechtes** auf ihr **linkes** Stäbchen (► Abb. 6-10). Beim vierten Schlag wird das (rechte) Stäbchen der Partnerin direkt in der Luft getroffen (► Abb. 6-11). Dann dreimal das **linke** auf das **rechte** Stäbchen schlagen, der vierte Schlag trifft das (linke) Stäbchen der Partnerin direkt in der Luft.

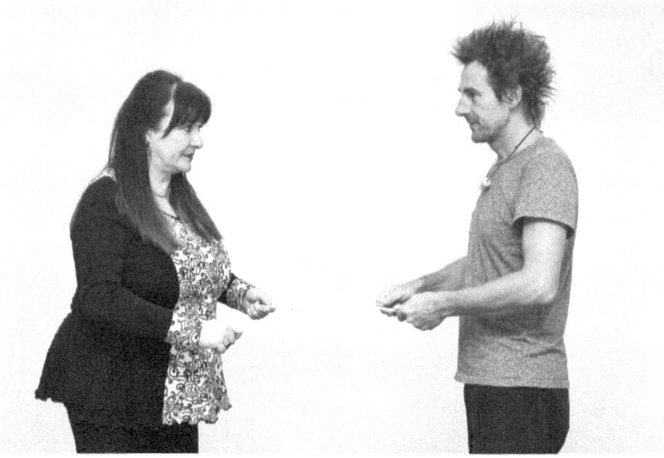

Abb. 6-10

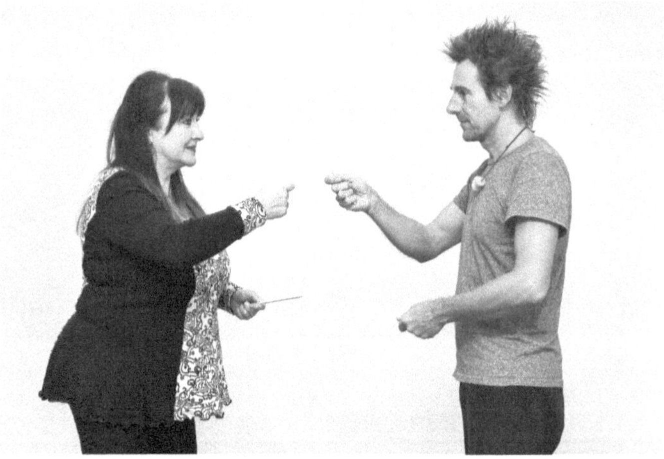

Abb. 6-11

- Jetzt zweimal **rechts auf links** schlagen und beim dritten Schlag das Stäbchen der Partnerin direkt in der Luft treffen. – Dann zweimal das **linke** auf das **rechte** Stäbchen schlagen, der dritte Schlag trifft das (linke) Stäbchen der Partnerin direkt in der Luft.
- Dann einmal **rechts auf links** schlagen und beim zweiten Schlag das Stäbchen der Partnerin direkt treffen. – Dann einmal das **linke** auf das **rechte** Stäbchen schlagen, der zweite Schlag trifft das (linke) Stäbchen der Partnerin in der Luft.
- Dann treffen sich die Stäbchen der beiden Partnerinnen **direkt** zweimal in der Luft (rechtes auf rechtes Stäbchen – linkes auf linkes Stäbchen).
- Und die Abfolge beginnt wieder von vorne mit drei Schlägen vom rechten auf das linke Stäbchen usw.

**Hinweise:**

1. Die Übung sollte möglichst langsam begonnen werden, um erst einmal Sicherheit im Ablauf zu gewinnen. Wenn die Übung gut klappt, kann das gemeinsame Tempo gesteigert werden.
2. Während der Übung kann – um einen gemeinsamen Rhythmus zu halten – laut mitgesprochen werden: »1-2-3-Kontakt – 1-2-3-Kontakt – 1-2-Kontakt – 1-2-Kontakt – 1-Kontakt – 1-Kontakt – Kontakt-Kontakt« und von vorne.
3. Die hohe Kunst ist dann die synchronisierte Übungsabfolge, ohne dass währenddessen mitgesprochen wird.

## Übungsvarianten

- Alle bewegen sich frei im Raum. Jede schlägt dreimal ihr rechtes auf ihr linkes Stäbchen. Der gemeinsame vierte Schlag wird nach Möglichkeit mit einer gerade in der Nähe befindlichen Partnerin durchgeführt. Wenn gerade keine Partnerin in Reich- bzw. Schlagweite ist, erfolgt der Schlag in die Luft. Und wieder wird dreimal das rechte auf das linke Stäbchen geschlagen und der vierte Schlag erfolgt möglichst gemeinsam mit einer Partnerin.
- Die gleiche Übung kann im Anschluss mit einem Wechsel der Schlaghand (links schlägt dreimal auf rechts) durchgeführt werden.

**Hinweis:** Zum Beibehalten eines gemeinsamen Rhythmus sollte die Gruppenleiterin bei der Variante laut vorzählen (»1-2-3-Kontakt – 1-2-3-Kontakt«). Sie kann dadurch auch allmählich das Tempo steigern.

## Führen und Folgen

**Ausgangsstellung:** Zu zweit hintereinander. A steht mit dem Rücken zu B.

## Übung

- B setzt die dickeren Enden der Ess Stäbchen auf die Schulterblätter von A auf.
- A geht durch den Raum, macht auch Richtungswechsel und variiert das Tempo, während B versucht, den Kontakt auf den Schulterblättern von A mit den Stäbchen zu halten. – Anschließend Wechsel von Führender und Geführter.
- B führt A mithilfe der Stäbchen auf den Schulterblättern von A, ohne zu reden, durch den Raum und gibt durch Druckveränderung Signale z
- um Richtungswechsel, zur Tempoveränderung, zum Stehenbleiben. – Anschließend Wechsel von Führender und Geführter.

**Hinweis:** Die Teilnehmerinnen können bei dieser Übung die Erfahrung machen, dass einerseits klare Signale nötig sind, um die zu führende Partnerin zu Richtungsänderungen zu veranlassen, und andererseits die nonverbalen Signale von der Partnerin aber nicht immer eindeutig »de-codiert« werden (ein fester Druck auf das rechte Schulterblatt führt bei der einen dazu, dass sie nach rechts geht, bei der anderen dazu, dass sie die Richtung nach links einschlägt). Ziel ist, dass sich beide Partnerinnen aufeinander einstellen.

## Zieh! (Reaktionsspiel)

**Ausgangsstellung:** Zu zweit voreinander. Beide haben die Arme mit gebeugten Ellbogen vor dem Körper und die offenen Handflächen zeigen nach oben, als wolle man ein Tablett tragen.

### Übung

Eine der beiden (A) hat auf jeder geöffneten Hand jeweils ein Stäbchen liegen. Die Enden der Stäbchen ragen ca. 10 cm über die Handfläche hinaus und zeigen zur Partnerin hin. Die Partnerin (B) hält die offenen Hände so, dass sie die Spitzen der Stäbchen berühren (▸ Abb. 6-12).

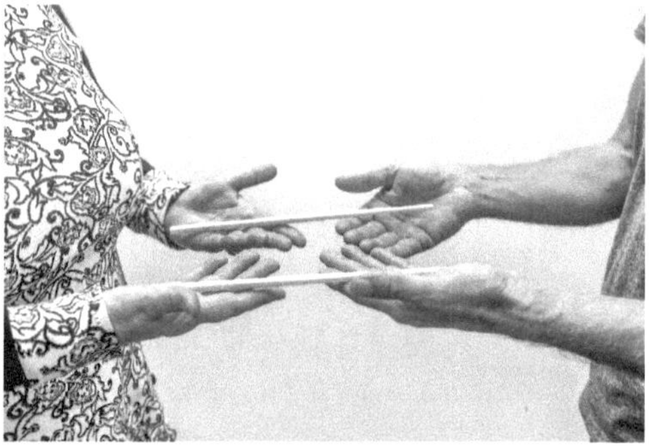

Abb. 6-12

Einige Sekunden lang halten die beiden Partnerinnen Blickkontakt. Irgendwann versucht B, die Stäbchen von A zu sich zu ziehen und A versucht, die Stäbchen festzuhalten (▸ Abb. 6-13).

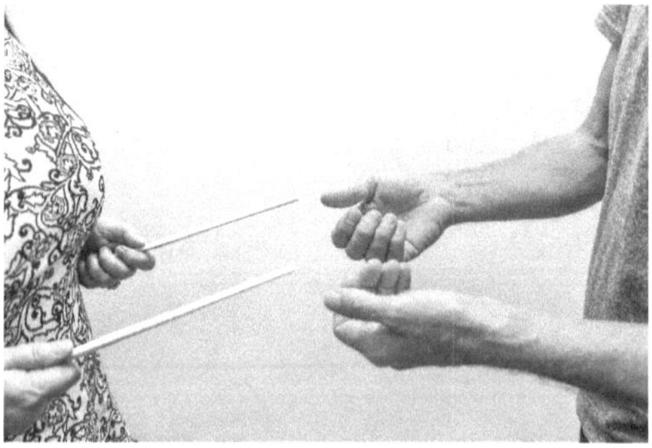

Abb. 6-13

**Hinweise:**

1. Um es A etwas leichter zu machen, kann A die Hände leicht um die Stäbchen schließen.
2. Die Aufgabe ist sehr schwierig, kann aber Spaß machen, da es bei beiden Teilnehmerinnen in der Regel zu starken mimischen Reaktionen kommt.

### Übungsvariante

- Gleiche Ausgangsstellung. Die Gruppenleiterin gibt das Kommando: »Auf die Plätze – fertig – LOS!«. Bei »Los!« zieht B und A versucht, die Stäbchen festzuhalten.

**Hinweis:** Bei dieser Variante geht es auch um Impulskontrolle (um z. B. nicht schon bei »Fertig« zu starten).

## 6.7.3 Gruppenübung: Schlag weitergeben

**Ausgangsstellung:** Kreisformation.

### Übung

- Die Stäbe werden übereinandergelegt: Das rechte Stäbchen der einen Teilnehmerin liegt auf dem linken Stäbchen der Nachbarin.
- Die Gruppenleiterin gibt einen Schlag nach rechts durch den Kreis.
- Nach einigen Runden wird die Richtung gewechselt: Das linke Stäbchen der einen Teilnehmerin liegt auf dem rechten Stäbchen der Nachbarin. Die Gruppenleiterin gibt einen Schlag nach links durch den Kreis weiter.

**Hinweis:** Es handelt sich hierbei um ein Reaktionsspiel. Die zügige Weitergabe des Schlages erfordert Präsenz und Wachheit von allen Teilnehmerinnen.

# 7 Körperbezogene Achtsamkeitsübungen

## Einleitung

Nach dem motorischen und interaktiven Warm-up in der Körperskillsgruppe folgt eine Sequenz mit einer oder mehreren Achtsamkeitsübungen. Hauptsächlich handelt es sich dabei um Übungen in Bewegung, in denen die für die DBT elementare Haltung der Achtsamkeit geübt wird.

Achtsamkeit ist gleichermaßen ein einfaches Konzept wie ein weites Feld und hat in den vergangenen Jahren einen regelrechten Boom erlebt. Marsha Linehan, die Begründerin der DBT, integrierte Übungen zur Achtsamkeit bereits in den 1980er-Jahren als Modul in das Fertigkeitentraining; inzwischen gilt die Achtsamkeit als »spirituelles und philosophisches Rückgrat der DBT«2. Die folgenden Ausführungen konzentrieren sich auf die Bedeutung der Achtsamkeit für die DBT-Körpertherapie.

Patientinnen kommen in Behandlung, weil sie in ihrem Leben irgendetwas verändern möchten, das »schiefläuft« und ihnen Leidensdruck verursacht. Jede willentliche Veränderung setzt aber voraus, dass ich mitbekomme und wahrnehme, was gerade geschieht. Und dafür braucht es Achtsamkeit, denn:

**Merke**
**Achtsamkeit ist zu wissen, was du erlebst, während du es erlebst.**

Achtsamkeit ist damit auch die Basis jeder Skillsanwendung, da ohne bewusste Wahrnehmung der konkreten Situation, des aktuellen Gefühls, der im Moment aktiven Gedanken und des aktuellen Handlungsdrangs keine Steuerung möglich ist. Oder bildlich gesprochen: Wenn ich nicht zu Hause bin, kann ich schlecht aufräumen oder umräumen. Diese Präsenz im Hier und Jetzt kann geübt werden, wozu in der DBT allgemein und in der DBT-Körpertherapie im Speziellen konkrete Übungen angeboten werden.

Achtsamkeit ist zugleich eine spezifische *Haltung*, die in der DBT in sechs Modalitäten vermittelt wird. Zum einen geht es darum, *was* in der Achtsamkeit geübt werden soll, zum anderen darum, *wie* dies geschehen soll.

---

2 So beschreiben es Martin Bohus und Michael Huppertz in ihrem Artikel zu den »Wirkmechanismen achtsamkeitsbasierter Psychotherapie« (Bohus & Huppertz 2006). Dieser Artikel bietet in gut lesbarer Form eine komprimierte Darstellung zum Themenfeld DBT und Achtsamkeit. Bei weitergehendem Interesse sei auch das Buch von Alois Burkhard (2015) empfohlen.

## Was soll in der Achtsamkeit geübt werden?

**Wahrnehmen** Wahrnehmen meint, Informationen aufmerksam und bewusst zu registrieren, seien es *externe* Informationen über meine Umwelt (Was nehme ich in dem Raum um mich herum wahr? Welche Geräusche? Welche Farben?) oder *interne* Informationen, die mir mein Körper vermittelt (Wie fühlen sich meine Füße gerade an? Wo hat mein Gesäß Kontakt zur Sitzfläche?). Alle internen und externen Informationen werden als Phänomene dieses Augenblicks registriert, nicht mehr, aber auch nicht weniger.

In aller Regel starten mit der Wahrnehmung kognitive Bewertungsprozesse. Auch diese bewertenden Kommentare unseres Kopfes werden registriert, ohne daraus ein Drama zu machen (etwa weil ich mitbekommen habe, dass man in der Achtsamkeit ja nicht bewerten soll) oder sie »weghaben« zu wollen. Sobald ich mitbekomme, dass ich bewerte, bin ich achtsam.

**Beschreiben** Die wahrgenommenen Phänomene werden sachlich beschrieben, d.h. in eine möglichst neutrale Sprache übersetzt. Am ehesten ist dies vielleicht mit der Haltung eines Forschers vergleichbar, der staunend in für ihn unbekanntes Terrain vordringt und dem es darauf ankommt, seine Beobachtungen den Forscherkollegen in der Heimat in möglichst präzisen Beschreibungen zu vermitteln.

Auch für viele Patientinnen ist ihr Körper solch unbekanntes Terrain und manchmal fehlen ihnen schlicht die »Vokabeln« zum Beschreiben dessen, was sie wahrnehmen. Dann kann es hilfreich sein, wenn die Therapeutin eigene Beschreibungen anbietet, an denen sich die Patientin orientieren kann (»Mir zittern die Muskeln in den Waden« – »Mein Herz schlägt jetzt schneller und meine Stirn fühlt sich warm an«).

**Teilhaben** Teilhaben meint, dass ich mit meiner gesammelten Aufmerksamkeit bei dem bin, was ich gerade wahrnehme oder tue. Ich werde eins damit, ohne mich in Gedanken zu verlieren, die mich aus der unmittelbaren Wahrnehmung wegführen.

Es gibt Übungen, die für das Gehirn anspruchsvoll in der motorischen Koordination sind, etwa das Jonglieren oder das Tanzen. Bei diesen Übungen wird relativ schnell deutlich, ob ich mit meiner Konzentration »bei der Sache« bin und achtsam an ihnen teilhabe. So ist es zum Beispiel während des Jonglierens kaum möglich, an das schwierige Telefonat zu denken, das am Abend noch ansteht, oder an das konfliktreiche Treffen mit der Mutter tags zuvor. Sobald ich mit den Gedanken abdrifte, wird es mir kaum möglich sein, die Jonglierbälle koordiniert zu werfen und zu fangen.

## Wie sollen die Übungen durchgeführt werden?

**Annehmend** »Annehmend« meint eine innere Haltung, in der ich akzeptiere, dass die Dinge im gegenwärtigen Augenblick so sind, wie sie sind. Ich gehe von den gegebenen Bedingungen aus statt von den erträumten oder erhofften.

Zu diesen im Moment anzunehmenden Bedingungen gehört auch der eigene Körper mit seinem individuellen Aussehen und mit seinen Fähigkeiten und Einschränkungen. Mag sein, dass ich bei bestimmten Übungen merke, dass ich nicht so beweglich bin, wie ich gerne wäre. Oder ich bin sonst eigentlich sehr ausdauernd, aufgrund einer Erkältung aber gerade eher kurzatmig – all diesen Bedingungen kann ich in einer annehmenden Haltung begegnen.

**Konzentriert** »Konzentriert« meint die bewusste Fokussierung der Aufmerksamkeit auf ein einziges Phänomen. So fokussiere ich etwa bei der Übung »Happy Face« (▶ Abschn. 7.4) meine Aufmerksamkeit auf die Wahrnehmung der Feder im jeweiligen Gesichtsareal.

Zwischen der Wie-Modalität »konzentriert« und der Was-Modalität »Teilhaben« gibt es eine enge Überschneidung, da ich kaum teilhaben kann, wenn ich nicht zugleich konzentriert bin.

**Wirkungsvoll** »Wirkungsvoll« meint, das, was ich tue, so zu tun, dass es eine Wirkung entfalten kann und effektiv ist.

Wenn ich beispielsweise einen Atemwegsinfekt habe, gleichzeitig aber von mir verlange, leistungsfähig genug für einen Fünf-Kilometer-Lauf zu sein, ist das wenig effektiv, weil ich die durch den Infekt verminderte körperliche Leistungsfähigkeit nicht berücksichtige. Ich handele dann eher nach dem Motto »Mit dem Kopf durch die Wand« – was das Gegenteil von wirkungsvollem Handeln darstellt.

**Merke**
Das *Wissen* um die einzelnen Modalitäten der Achtsamkeit allein genügt nicht. Achtsamkeit ist ein Prozess, der erst bei kontinuierlicher täglicher *Übung* seine Wirkung entfaltet!

Nur stetiges übendes Wiederholen sorgt dafür, dass sich Synapsen neu verschalten, das Gehirn ein neues »Schnittmuster« bildet und sich neues Verhalten etablieren kann. Insofern funktionieren kognitive und emotionale Lernprozesse ähnlich wie motorische Lernprozesse: Wenn ich jonglieren lernen will, reicht es auch nicht, ein Buch darüber zu lesen.

Vor allem bei körperbezogenen Übungen können schnell Bewertungsprozesse starten und es kann ungewollt Scham induziert werden – zumal im Gruppenkontext, bei dem andere vermeintliche eigene Defizite unmittelbar mitbekommen könnten.

Daher gilt es, den Teilnehmerinnen Folgendes zu vermitteln:

- Sie können bei der Achtsamkeit nichts falsch machen. Sobald Sie bemerken, dass Sie nicht achtsam sind (z. B. weil Sie in Gedanken in die Vergangenheit oder die Zukunft abgeglitten sind), sind Sie es genau in dem Moment wieder, in dem es Ihnen bewusst wird.
- Bei den Übungen geht es nicht darum, eine motorische Aktion völlig richtig oder »perfekt« durchzuführen, sondern es geht vielmehr darum, mitzubekommen, was um die konkrete Übung herum noch passiert: Zu den Körperübungen gibt unser Geist die ganze Zeit über Bewertungen ab und dieser »innere Kommentator« samt den damit einhergehenden Körperreaktionen und Gefühlen wird in einer konkreten motorischen Aufgabe unmittelbar erfahrbar. Diese Erfahrung ist fast noch wichtiger als die konkrete Übung selbst.
- Üben Sie sich in Akzeptanz und führen Sie die Übung so präsent und teilhabend wie im Moment möglich durch, ohne sich von Ihren eigenen negativen Grundannahmen in der Motorik behindern zu lassen. Akzeptanz dessen, was ist, ist die Basis dafür, es so gut zu machen, wie es gerade geht.

Die Achtsamkeitsübungen im Rahmen der Körperskillsgruppe dienen neben der Schulung der oben beschriebenen inneren Grundhaltung auch der Steigerung des Aufmerksamkeitslevels der Gruppenteilnehmerinnen für das folgende Skillsteaching.

## 7.1 Commitment-Übung

**Material:** Keines.
**Anzahl der Teilnehmerinnen:** Unbegrenzt.
**Ausgangsstellung:** Stellen Sie Ihre beiden Füße hüftbreit auf den Boden. Die Füße bleiben während der gesamten Übung so stehen, als wären sie mit Wurzeln fest im Boden verankert. Die Arme hängen locker an den Seiten herab.

## Übung

- Heben Sie den rechten Arm nach vorne-oben bis auf Schulterhöhe an. Der Zeigefinger der rechten Hand ist ausgestreckt (► Abb. 7-1).

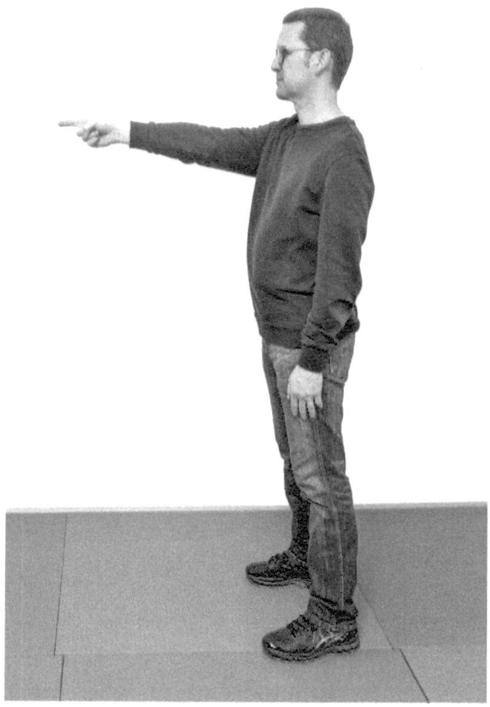

Abb. 7-1

- Drehen Sie sich maximal nach rechts, wobei der Kopf sich mitdreht. Die Füße bleiben währenddessen weiterhin fest verankert. Am Bewegungsende zeigt Ihr rechter Zeigefinger auf einen bestimmten Punkt im Raum. Diesen Punkt merken Sie sich (► Abb. 7-2).

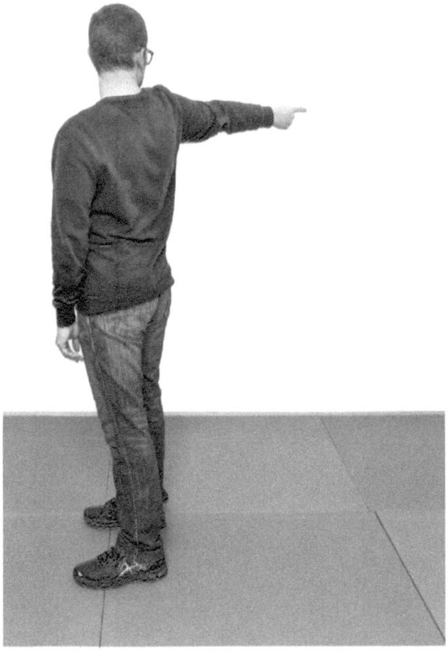

Abb. 7-2

- Gehen Sie wieder zurück in die Ausgangsstellung. Die Arme hängen locker an den Seiten herab, die Füße sind fest im Boden verwurzelt.
- Schließen Sie die Augen oder fixieren Sie einen Punkt am Boden. Richten Sie die Aufmerksamkeit nach innen. Erinnern Sie sich an die Übung: wie Sie den Arm gehoben haben, wie Sie sich maximal nach rechts gedreht haben. Und erinnern Sie sich an den Punkt, den der Zeigefinger am Ende der Bewegung markiert hat.
- Stellen Sie sich jetzt bildlich vor, wie Sie mit Ihrem Zeigefinger mühelos mindestens 30 cm weiter kommen.
- Und jetzt machen Sie das, was Sie sich vorgenommen haben: Heben Sie den rechten Arm wieder auf Schulterhöhe an und drehen Sie sich maximal nach rechts.

**Hinweise:**

1. Die Übung bietet ein Aha-Erlebnis zur Macht der Gedanken und zum Umgang mit eigenen Grenzen (»Der Körper kann mehr, als der Kopf ihm zutraut«).
2. Der Effekt der Übung ist beeindruckend. Kommentare sind willkommen.
3. Die Übung ist eine schöne Metapher für die Wichtigkeit des Commitments zum Erreichen der Therapieziele: Je klarer ich mir über das Ziel bin, das ich erreichen möchte, desto höher ist die Wahrscheinlichkeit, dass ich dieses Ziel auch erreiche.

## 7.2 Die betenden Hände

**Hilfsmittel:** Keine.
**Anzahl der Teilnehmerinnen:** Unbegrenzt.
**Ausgangsstellung:** Nehmen Sie einen aufrechten Sitz oder Stand ein.

### Übung

- Falten Sie die Hände ineinander wie beim Beten. Schauen Sie die Hände dabei nicht an. Dies ist eine Position, die wir – auch wenn wir nicht beten – oftmals einnehmen, um die Hände zu wärmen oder wenn wir uns konzentrieren (▸ Abb. 7-3).

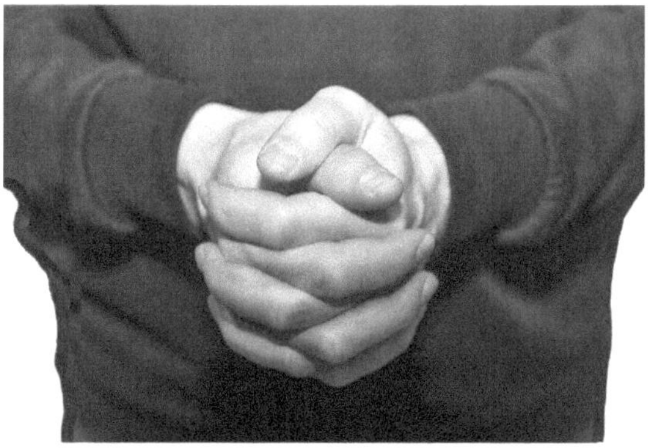

Abb. 7-3

- Spüren Sie nach, wie sich Ihre Hände anfühlen. Wenn Sie wollen, können Sie dazu die Augen schließen. Spüren Sie die Fingerkuppen auf den Handrücken? Gibt es Stellen an den Händen, die mehr Kontakt zueinander haben als andere? Gibt es Stellen, die wärmer oder kälter sind? Spüren Sie, welcher Daumen obenauf liegt?
- Entfalten Sie die Hände wieder und falten Sie sie dieses Mal so ineinander, dass der andere Daumen obenauf liegt.
- Spüren Sie nach, wie sich die Hände jetzt anfühlen: Fühlen Sie sich anders an als vorhin? Spüren Sie die Fingerkuppen auf den Handrücken? Gibt es Stellen, die mehr Kontakt zueinander haben als andere?

**Hinweis:** Die »betenden Hände« sind eine gute Übung, um körperlich erfahrbar zu machen, was sich gewohnt und was sich ungewohnt anfühlt und wie schnell wir mit Bewertungen (vor allem des Ungewohnten) sind.

## 7.3 Stopp and Go

**Material:** Keines.
**Anzahl der Teilnehmerinnen:** Unbegrenzt.

### Übung

- Laufen Sie zügig im Raum umher. Wenn ich einmal klatsche, bleiben Sie stehen und frieren in der Bewegung ein.
- (Nach dem Klatschen:) Ich stelle Ihnen jetzt Fragen, die Sie nur für sich selbst in Gedanken beantworten werden. Die Regel heißt: Es wird nicht geschaut, nur gespürt! Wenn ich zweimal klatsche, gehen Sie weiter.
- Beispiele für Fragen:
  a) Wie steht mein rechter Fuß gerade? – Wo hat er Bodenkontakt? – Stehe ich stabil? – Wohin zeigt die Fußspitze? (2× klatschen)
  b) Wohin zeigt meine linke Schulter? – Ist die Muskulatur angespannt? – Wie steht die linke Schulter zum Körper, steht sie davor oder dahinter? (2× klatschen)
  c) Wie ist meine Nasenspitze positioniert? – Zeigt sie nach vorne, zur Seite oder nach unten? – Steht mein Kopf in der Mitte? (2× klatschen)

**Hinweise:**
1. Es handelt sich bei »Stopp and Go« um eine Körperwahrnehmungsübung.
2. Die Übung kann dem Training des Körperschemas und der Orientierung des Körpers im Raum dienen.
3. Die Übung ist für Menschen geeignet, die wenig Bezug zu ihrem Körper haben und denen es schwerfällt, den Körper zu spüren.

## 7.4 Happy Face

**Material:** Bunte Federn aus dem Bastelladen.
**Anzahl der Teilnehmerinnen:** Unbegrenzt.

### Übung

- Nehmen Sie sich eine Feder, die Sie anschließend behalten dürfen.
- Halten Sie die Feder zwischen Zeigefinger und Daumen. Setzen Sie die Feder auf die Nasenspitze und umrunden Sie die Nase, zunächst in kleineren, dann in größeren Kreisen.
- Malen Sie eine liegende Acht vom rechten zum linken Auge und zurück.
- Umfahren Sie mit der Feder das ganze Gesicht: Stirn, Schläfen, Ohren und Kinn.
- Stellen Sie sich vor, wie Sie Ihre Wangen mit der Farbe der Feder anmalen (▸ Abb. 7-4).

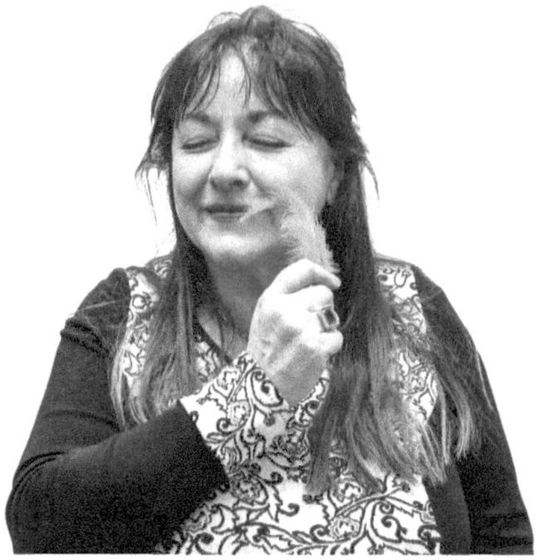

Abb. 7-4

- Umrunden Sie den Mund. Es kann und darf kitzeln. Auch Lachen ist erlaubt.
- Die Feder verabschiedet sich mit einem Punkt auf die Nasenspitze.
- Spüren Sie kurz nach. Wer will, kann seine Wahrnehmung mitteilen.

**Hinweise:**

1. Bei der Übung können unterschiedliche, sensible Areale im Gesicht wahrgenommen werden.
2. Die Übung kann der Selbstberuhigung und Stimmungsveränderung dienen.
3. Die Stimmungsveränderung ist dadurch feststellbar, dass die Übung bei vielen Teilnehmerinnen ein Lächeln hervorruft – daher auch der Name der Übung.

## 7.5 Palmieren (auch: »Blitzentspannung«)

**Material:** Keines.
**Anzahl der Teilnehmerinnen:** Unbegrenzt.

### Übung

- Reiben Sie die Handflächen so schnell gegeneinander, als ob Sie Feuer machen wollen.
- Wenn die Handflächen angewärmt sind, legen Sie beide Hände wie kleine Schalen auf die Augen (► Abb. 7-5).

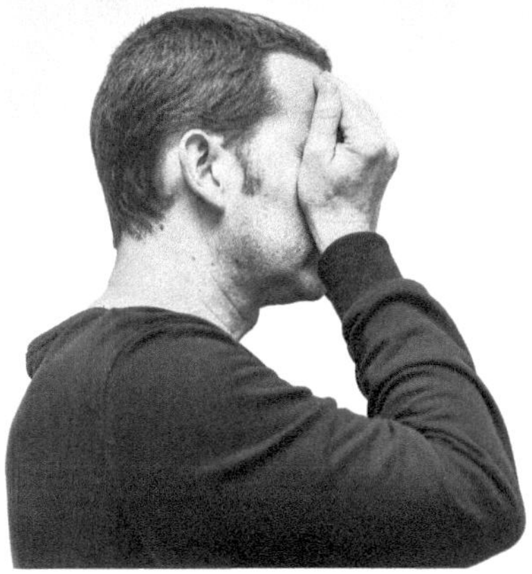

**Abb. 7-5**

- Genießen Sie die Wärme vier bis fünf Atemzüge lang.

**Hinweise:**

1. Es handelt sich um eine Wahrnehmungsübung, die eine Fokusänderung bewirken kann, indem die Aufmerksamkeit von der Außenwelt abgezogen und bei sich selbst konzentriert wird.
2. Die Übung kann eine entspannende Wirkung haben und der Selbstberuhigung dienen.

## 7.6 Schau genau!

**Hilfsmittel:** Keine.
**Anzahl der Teilnehmerinnen:** Unbegrenzt.
**Ausgangsstellung:** Zwei Personen stehen sich in einem Abstand von ungefähr zwei bis drei Metern gegenüber.

### Übung

- A nimmt eine bequeme Haltung ein, die sie für einige Minuten beibehalten kann.
- B hat die Aufgabe, die andere visuell zu »scannen«, deren Haltung, Kleidung, Position von Füßen, Armen, Kopf usw. »Verschaffen Sie sich ca. eine Minute lang ein Gesamtbild von Ihrem Gegenüber.«
- B dreht sich nach ca. einer Minute mit dem Rücken zu A.
- Die »Gescannte« verändert eine Sache, z. B. die Position einer Hand oder etwas an der Kleidung.
- B darf sich wieder umdrehen: »Erkennen Sie die Veränderung?«
- Zweite Runde mit gleicher Aufgabenverteilung, danach Wechsel der Rollen.

**Hinweis:** Die Veränderung in der ersten Runde sollte nicht zu schwer erkennbar sein. In der zweiten Runde kann die Veränderung dann schon herausfordernder gestaltet werden, indem die »Gescannte« nur eine minimale Veränderung vornimmt.

## 7.7 Zeigen und Heben

**Material:** Je Teilnehmerin zwei Ess-Stäbchen, wie man sie in jedem Asia-Shop bekommt.
**Anzahl der Teilnehmerinnen:** Unbegrenzt, mindestens zwei Personen.
**Ausgangsstellung:** Zwei Personen stehen sich in einem Abstand von zwei Armlängen gegenüber.

### Übung

- A legt ihre Ess-Stäbchen auf die Seite, B geht vor A in die Hocke und hat jeweils ein Ess-Stäbchen in jeder Hand (► Abb. 7-6).

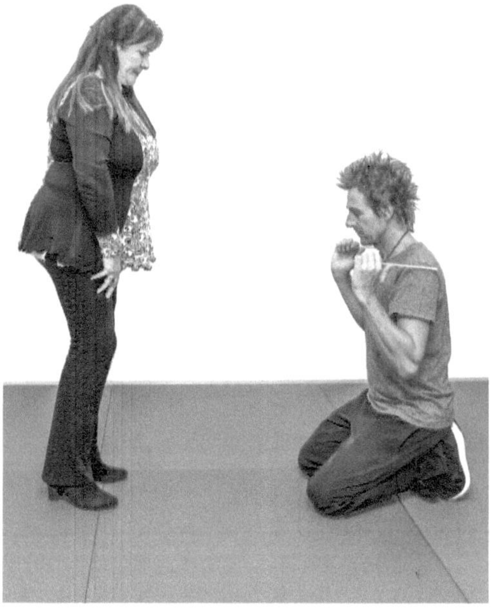

Abb. 7-6

- Wenn B mit dem rechten Ess-Stäbchen auf den rechten Fuß von A zeigt, hebt A diesen Fuß hoch und setzt ihn wieder auf dem Boden ab. Wenn B mit dem linken Ess-Stäbchen auf den linken Fuß von A zeigt, hebt A diesen Fuß an und setzt ihn wieder ab (▸ Abb. 7-7).

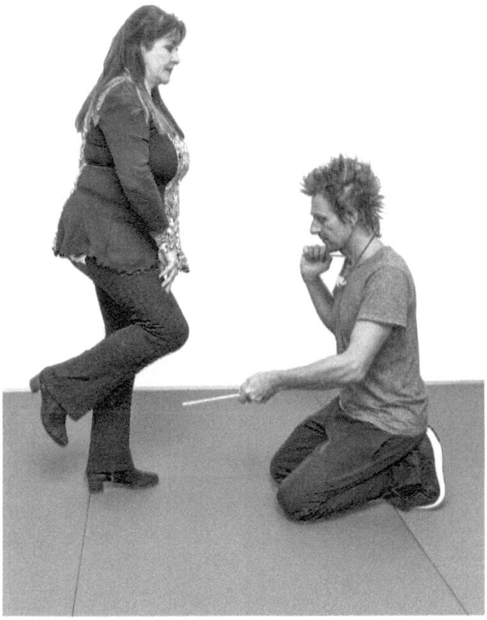

**Abb. 7-7**

- Die Reaktion erfolgt auf das Zeigen der Seite mit dem Stäbchen. Es kann auch mehrmals die gleiche Seite gezeigt werden.

**Varianten**

- Wenn B zweimal mit dem *rechten* Stäbchen auf den Boden klopft, hebt A den gestreckten *linken* (d. h. gegengleichen) Arm nach vorne-oben bis auf Schulterhöhe und lässt ihn wieder sinken. Wenn B zweimal mit dem *linken* Stäbchen auf den Boden klopft, hebt A den gegengleichen *rechten* Arm nach oben.
- Wenn B dreimal mit dem rechten Stäbchen auf den Boden klopft, hebt A Arm und Fuß der gleichen Seite an. Wenn B dreimal mit dem linken Stäbchen klopft, hebt A den linken Arm und linken Fuß nach oben.

**Hinweise:**

1. Die Übung nicht zu lange durchführen lassen, dann wechseln (A zeigt, B reagiert).
2. Eventuell einen zweiten Durchgang mit einer anderen Partnerin durchführen lassen.
3. Es handelt sich bei der Übung um eine Partnerarbeit ohne Körperkontakt und ein Reaktionstraining (neuromuskuläres Training) sowie um eine Gleichgewichtsübung.

## 7.8 Teamwork

**Material:** Ein Stab (z. B. ein Besenstiel).
**Anzahl der Teilnehmerinnen:** Acht bis zehn Personen. Bei mehr Teilnehmerinnen kann die Gruppe geteilt werden.
**Ausgangsstellung:** Die Teilnehmerinnen stellen sich paarweise im Abstand von zwei Armlängen gegenüber.

### Übung

- »Heben Sie Ihren rechten Arm gestreckt nach vorne und halten Sie die rechte Hand so, dass sich der gestreckte Zeigefinger oben befindet, als wollten Sie auf etwas zeigen.«
  (Die Zeigefinger der Teilnehmerinnen stehen dadurch versetzt in einer Reihe, wie auf dem Foto zur Übung zu sehen ist.)
- Die Gruppenleiterin legt den Stab auf die gestreckten Zeigefinger: »Ihre Aufgabe besteht darin, den Stab gemeinsam als Gruppe auf dem Boden abzulegen, ohne den Kontakt mit dem Stab zu verlieren und ohne dabei zu sprechen!« (▸ Abb. 7-8)

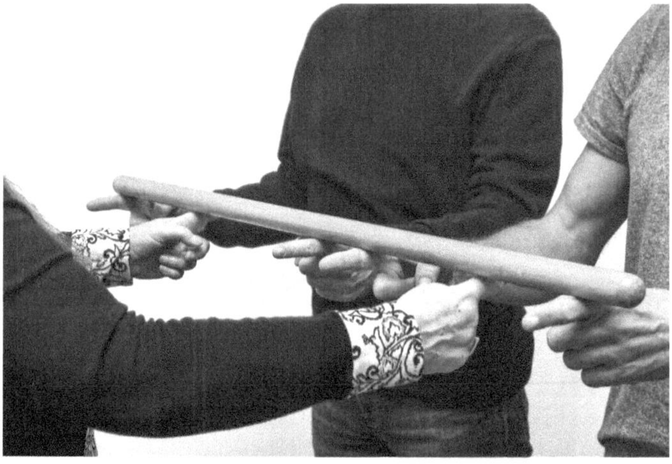

Abb. 7-8

**Hinweise:**
1. Je mehr Teilnehmerinnen, desto anspruchsvoller ist die Übung.
2. Auch wenn der Auftrag anders lautet, kann der Stab zunächst auch nach oben statt nach unten wandern. Das ist ein bekanntes Phänomen.

## 7.9 Fußsohlen abrollen

**Material:** Pro Teilnehmerin ein Igelball oder Tennisball; eventuell ein Stuhl mit Lehne zum Festhalten.
**Anzahl der Teilnehmerinnen:** Unbegrenzt.
**Ausgangsstellungen:**
- (Im Sitzen:) Setzen Sie sich aufrecht hin.
- (Im Stehen:) Stellen Sie sich aufrecht hin. Ihre Füße stehen hüftbreit nebeneinander, Ihre Knie sind minimal gebeugt und deblockiert (d. h. nicht »eingerastet« wie beim militärischen Strammstehen).

### Übung

- Legen Sie den Ball unter einen Fuß. Bearbeiten und massieren Sie in den nächsten fünf Minuten durch Abrollen des Fußes auf dem Ball intensiv die gesamte Fußsohle. Würde der Ball abfärben, sollten nach den fünf Minuten die *gesamte* Fußsohle und die Ränder des Fußes intensiv eingefärbt sein (▸ Abb. 7-9).

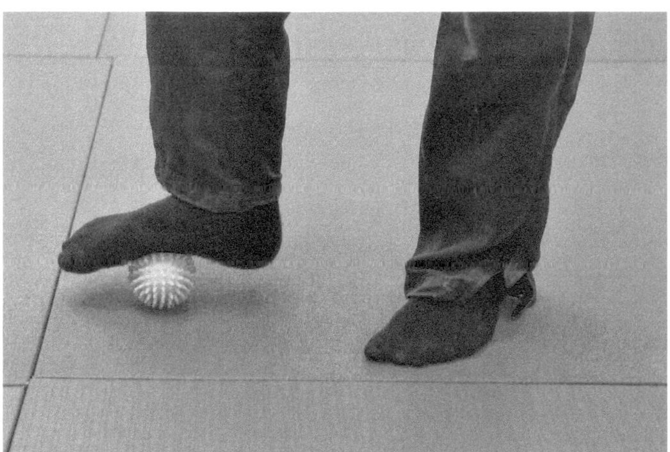

**Abb. 7-9**

- (Nach Abschluss der fünf Minuten:) Vergleichen Sie Ihre beiden Füße miteinander.
- Orientierungsfragen: Fühlt sich einer der Füße wärmer oder kälter an? Schwerer oder leichter? Deutlicher oder undeutlicher spürbar? Hat einer der Füße mehr, der andere weniger Auflagefläche?

- Bearbeiten Sie den anderen Fuß nun genauso intensiv fünf Minuten lang durch Abrollen des Fußes auf dem Ball.
- Machen Sie zum Abschluss wieder einen kurzen Seitenvergleich.

**Hinweise:**
1. Der Stand ist eine aktivere Ausgangsstellung und erfordert Gleichgewicht. Es kann hilfreich sein, sich im Stand an einer Stuhllehne abzustützen.
2. Im Stand kann der Druck leichter dosiert werden.

## 7.10 Nonverbales Führen und Folgen

**Material:** Keines.
**Anzahl der Teilnehmerinnen:** Unbegrenzt.
**Ausgangsstellung:** Gehen Sie paarweise zusammen und verteilen Sie sich frei im Raum.

### Übung

- Jedes Paar vereinbart, wer zunächst führt und wer folgt. Später werden die Rollen gewechselt.
- Die »Führende« versucht, die andere durch den Raum zu führen, ohne zu sprechen und ohne Körperkontakt, d. h. nur durch Körpersprache (Gestik und Mimik). Dabei können verschiedene Tempi, Körperhaltungen, Stopps, Drehungen, Ausgangsstellungen »geführt« werden.
- (Nach einigen Minuten:) Wechseln Sie jetzt die Rollen von Führender und Folgender.

**Hinweise:**
1. Die (körperlichen) Grenzen der Partnerin sollten beachtet und respektiert werden. Die Übungen sollten nicht zu akrobatisch werden.
2. Beispiele für mögliche Varianten: Aufstehen, Hinsetzen, Einbeinstand, Schrittstellung, Arme hoch/verschränken, schnelles/langsames Gehen, Stampfen, Hinlegen, Drehen.

## 7.11 ZEN-Gehen

**Material:** Keines.
**Anzahl der Teilnehmerinnen:** Unbegrenzt.
**Ausgangssituation:** Stellen Sie sich so hin, dass Ihre Füße hüftbreit auseinander stehen. Achten Sie darauf, dass Sie vor sich einige Meter Platz zum Geradeausgehen haben. Richten Sie Ihren Blick nach vorne.

## Übung

- Verlagern Sie Ihr Gewicht auf ein Bein. Dies ist Ihr Standbein.
- Während Sie durch die Nase einatmen, setzen Sie Ihr freies Bein (das »Spielbein«) mit der Ferse vor sich in Schrittlänge auf. Das Gewicht ist derweil noch auf dem Standbein (► Abb. 7-10).

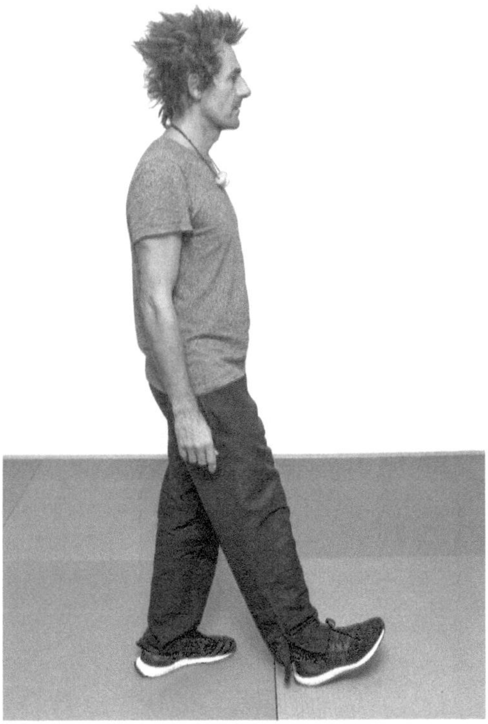

**Abb. 7-10**

- Während Sie durch die Nase ausatmen, verlagern Sie Ihr Gewicht auf den vorderen Fuß. Das hintere Bein hat noch mit dem Vorfuß/den Zehen Bodenkontakt, trägt jedoch kaum noch Gewicht (► Abb. 7-11).
- Bei der nächsten Einatmung setzen Sie das hintere Bein wieder in Schrittlänge mit der Ferse vor sich auf.
- Beim nächsten Ausatmen verlagern Sie das Gewicht auf den vorderen Fuß.
- Setzen Sie in Ihrem eigenen Atemrhythmus die Schritte sowie die Ein- und Ausatmung in dieser Weise fort.

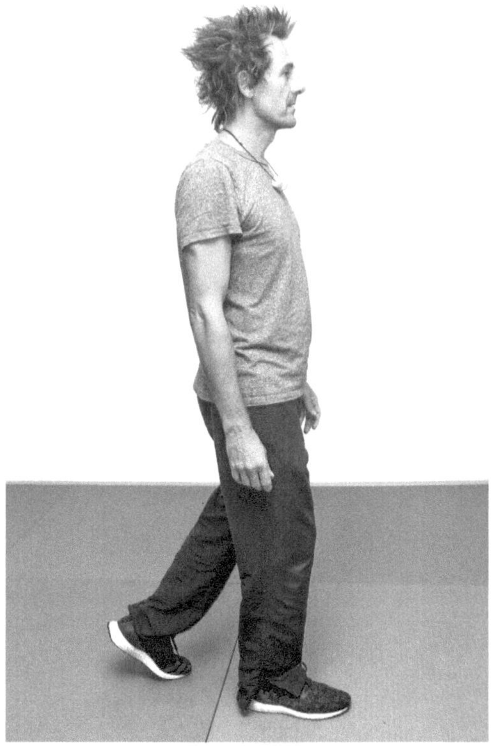

Abb. 7-11

**Hinweis:** Wenn der Raum nicht ausreicht, kann man sich nach einigen Schritten umdrehen.

## 7.12 Der Body-Scan

Der Body-Scan ist eine gelenkte Körperwahrnehmung, bei der die Patientin versucht, nach und nach einzelne Körperpartien achtsam zu erspüren. Die Übung dauert bei uns zwischen fünf und sieben Minuten, da viele Patientinnen erfahrungsgemäß mit längeren Body-Scans überfordert sind. Die ungefähre Übungsdauer sollte vorher angekündigt werden, weil ein absehbarer Zeitrahmen entlastend wirken kann.

**Ausgangsstellungen:**

Die Patientin entscheidet für sich, in welcher Ausgangsstellung sie die Übung machen möchte:

- Aktiver, hüftbreiter Stand. Die Knie sind deblockiert.
  ODER
- Aufrechter Sitz. Die Füße haben Bodenkontakt. Die Wirbelsäule ist aufgerichtet. Der Rücken ist eventuell angelehnt. Der Sitz sollte so aufrecht wie nötig und so bequem wie möglich sein.
  ODER
- Rückenlage. Die Arme werden neben dem Körper abgelegt.
  (**Cave:** Bei dieser Ausgangsstellung besteht eine höhere Dissoziations- und Einschlafneigung!)

## Übung

- Sie können Ihre Augen während der Übung schließen oder geöffnet lassen.
- Versuchen Sie in den nächsten Minuten zu spüren, was es jetzt zu spüren gibt. Falls Ihre Gedanken von der Übung abgelenkt werden, versuchen Sie dies wahrzunehmen und zur Übung zurückzukommen.
- Spüren Sie den tiefsten Punkt Ihres Körpers, die Fußsohlen.
- Spüren Sie nun den höchsten Punkt Ihres Körpers, den Scheitelpunkt.
- Wechseln Sie in Ihrer Wahrnehmung zwischen OBEN und UNTEN, UNTEN und OBEN.
- Versuchen Sie jetzt, die Vorderseite Ihres Körpers wahrzunehmen: die Vorderseite des Kopfes, das Gesicht, den Hals, die Vorderseite der Schultern, die Arme bis zu den Händen, den Brustkorb, den Bauch, das Becken, die Vorderseite der Beine bis zu den Füßen, dann die gesamte Vorderseite.
- Versuchen Sie jetzt, die Rückseite Ihres Körpers wahrzunehmen: die Rückseite des Kopfes, den Nacken, die Rückseite der Schultern, der Arme bis zu den Händen, dann den Rücken, das Gesäß, die Rückseite der Beine bis zu den Füßen, dann die gesamte Rückseite.
- Wechseln Sie in Ihrer Wahrnehmung zwischen VORNE und HINTEN, HINTEN und VORNE.
- Versuchen Sie jetzt, die rechte Körperseite wahrzunehmen: die rechte Seite des Kopfes, des Halses, die rechte Schulter, den rechten Arm und die rechte Hand, die rechte Rumpfseite, die rechte Hüfte, das rechte Bein bis hinunter zum Fuß, dann die gesamte rechte Seite.
- Versuchen Sie jetzt, die linke Körperseite wahrzunehmen: die linke Seite des Kopfes, des Halses, die linke Schulter, den linken Arm und die linke Hand, die linke Rumpfseite, die linke Hüfte, das linke Bein bis hinunter zum Fuß, dann die gesamte linke Seite.
- Wechseln Sie in Ihrer Wahrnehmung zwischen RECHTS und LINKS, LINKS und RECHTS.
- Zum Schluss versuchen Sie, alles gemeinsam wahrzunehmen: OBEN und UNTEN, VORNE und HINTEN, RECHTS und LINKS, alles verbunden über die Atmung, die kommt und geht.

**Hinweise:**

1. Die Patientin darauf hinweisen, dass die Übung herausfordernd ist. Das Ziel ist, so präsent wie möglich teilzunehmen. Gedanken, Gefühle und Be-/Abwertungen werden wahrgenommen, um dann gleich wieder zur Übung zurückzukommen.
2. Zwischen den einzelnen Instruktionen immer einige Sekunden Zeit zum Wahrnehmen geben. Die Spüraufträge kurz halten.
3. Zu den Anweisungen nichts hinzufügen (etwa bestimmte Suggestionen).

# 8 Stresstoleranz-Skills

## Einleitung

Der in der DBT geläufig gebrauchte Terminus »Stresstoleranz« soll zu Beginn auf seinen Bedeutungsgehalt hin abgeklopft werden. Dies ist wichtig, um zu verstehen, worauf die in diesem Kapitel vorgestellten körperbezogenen Stresstoleranz-Skills abzielen.

### Was ist »Stress«?

Kurz gesagt: Stress ist eine physiologische Notfallreaktion, die abläuft, wenn ich etwas als gefährlich interpretiere.

**Merke**
Stress ist nicht das, was passiert, sondern wie ich es erlebe.

Erlebe ich mich bedroht, werden Stresshormone (z.B. Cortisol, Adrenalin und Noradrenalin) ins Blut ausgeschüttet und der Sympathikus aktiviert. Dieser auf Aktivität ausgerichtete Teil des vegetativen Nervensystems sorgt für eine kurzfristige Bereitstellung von Energie, um den Organismus bereit für Angriff oder Flucht zu machen. Dies hat diverse Veränderungen auf physiologischer Ebene zur Folge, z.B.:

- Erhöhung von Atem- und Herzfrequenz sowie Blutdruck
- vermehrte Muskeldurchblutung
- vermehrtes Schwitzen
- eingeengte Wahrnehmung (Tunnelblick)

Die im Körper bei Stress ablaufende Notfallreaktion ist evolutionär gesehen sehr alt. In Ausführungen zum Thema Stress wird oft der Steinzeitmensch erwähnt, der sich plötzlich einem Säbelzahntiger gegenüber sieht. Dieses Beispiel ist hilfreich, um sich bewusst zu machen, was der Zweck dieses wie automatisiert ablaufenden »Bioprogramms« war und ist:

**Merke**
Die Stressreaktion schafft auf physiologischer Ebene die Bereitschaft, in einer potenziell lebensbedrohlichen Situation das eigene Überleben zu sichern.

Dies erklärt auch, weshalb in einer solchen Situation kein reflektiertes Abwägen mehr möglich ist: Wenn es dem Steinzeitmenschen ans Leben geht, braucht er einen Baum zum Hinaufflüchten oder einen Knüppel, um sich zur Wehr zu setzen. Darauf ist sein ganzer Fokus gerichtet.

In unserer Zivilisation sind potenziell lebensbedrohliche Situationen glücklicherweise rarer gesät als früher. Und dennoch läuft das automatisierte physiologische Überlebensprogramm des Steinzeitmenschen weiterhin ab, sobald ich eine Situation als bedrohlich einschätze. Dies kann z. B. ein Termin mit dem Chef sein, Überforderung im Job, lärmende Kinder oder der Gedanke, den Erwartungen anderer nicht zu genügen und abgelehnt zu werden.

Menschen mit Borderline-Problemen geraten auffallend häufiger in Phasen von Hochstress als andere Menschen. Ursache für diese erhöhte Stressanfälligkeit ist u. a., dass die Amygdala dieser Menschen hypererregbar und äußerst aktiv ist.

Die Amygdala (lateinisch für »Mandelkern« – so benannt nach dem Aussehen dieser Hirnstruktur) ist Teil des limbischen Systems, das im Gehirn schwerpunktmäßig für die Verarbeitung von Emotionen zuständig ist. Aufgaben der Amygdala sind z. B. die emotionale Bewertung von wahrgenommenen Informationen und die Analyse, ob es sich um eine potenzielle Gefahr handeln könnte. Ist dem so, läuft ein biologischer Mechanismus ab, der zum Starten der oben geschilderten Stressreaktion führt.

Die hyperaktive Amygdala kann sich im klinischen Alltag darin zeigen, dass die Patientin durch einen von außen gesehen eher unbedeutenden Auslöser (z. B. einen heruntergefallenen Jonglierball oder einen »schiefen Blick« des Gegenübers) in eine Krisensituation gerät: Eine scheinbar kleine Ursache hat eine große Wirkung.

## Was ist mit »Stresstoleranz-Skills« gemeint?

Das eigene Stresslevel wird von den Borderline-Patientinnen als unspezifische aversive Anspannung wahrgenommen. Zu Beginn der Therapie lernt die Patientin, ihr individuelles Spannungsniveau durch einen kurzen innerphysischen Check einzuschätzen. Als Hilfsmittel dient die sog. Spannungskurve, auf der die Patientin möglichst stündlich den aktuellen Anspannungsgrad eintragen soll (▸ Abb. 8-1). Die Einschätzung des gegenwärtigen Spannungslevels dient dazu, die Skills adäquat und zielgerichtet einsetzen zu können.

Die Spannungshöhe ist auf der Spannungskurve von 0 bis 100 skaliert. Definitionsgemäß bedeutet ein Anspannungslevel über 70 »Hochstress« für die Patientin. In diesem Zustand geht ihre Eigenkontrolle verloren und sowohl ihr Denken als auch ihre Wahrnehmung sind extrem eingeengt. Sie reagiert dann auf physiologischer Ebene so, als stünde sie dem oben genannten Säbelzahntiger gegenüber und ihr Überleben sei bedroht.

Je höher das Anspannungsniveau der Patientin, desto höher die Wahrscheinlichkeit, dass sie erlernte dysfunktionale Handlungsmuster (z. B. Selbstverletzungen) einsetzt, um den von ihr als »nicht aushaltbar« erlebten Stresszustand schnell zu beenden. Selbstverletzungen wirken rasch, schaden langfristig aber.

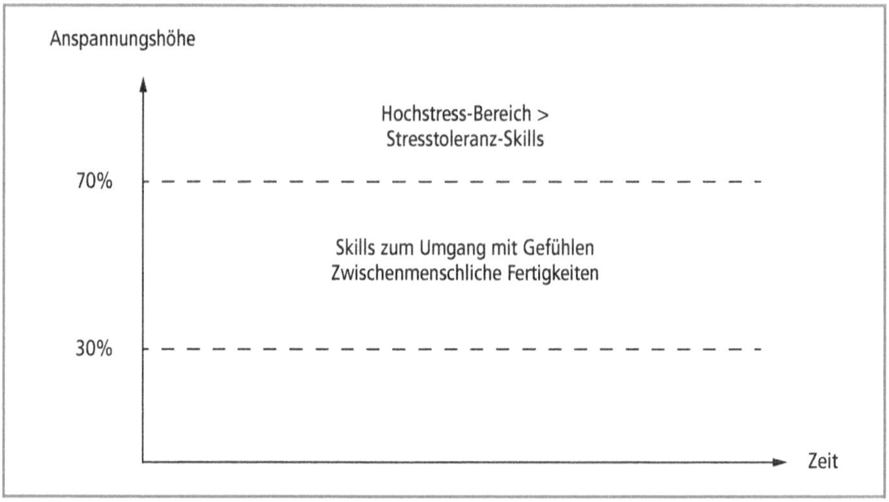


**Abb. 8-1** Schema der Spannungskurve

**Merke**
Die Stresstoleranz-Skills wirken meist weniger effektiv als Selbstverletzungen, schaden langfristig aber nicht!

Neben den beschriebenen Stressreaktionen können bei zunehmender Anspannung auch vermehrt dissoziative Phänomene auftreten. Deren physiologische Hintergründe und Bewältigungsmöglichkeiten auf Skillsebene sind im Kapitel 9 »Antidissoziative Skills« dargestellt. Bei Dissoziationen geht es darum, durch den Einsatz körperbezogener Skills Erstarrungszustände zu verhindern, in denen die Patientin handlungsunfähig wird (»Bewegen statt Erstarren«). Bei Anspannungszuständen steht eher der Aspekt der Anspannungsregulation im Vordergrund (»Bewegen statt Anspannung«).

Bei höhergradigen Anspannungszuständen werden körperbezogene Fertigkeiten zu drei Zwecken eingesetzt:

1. Die Stressreaktion dient dazu, dem Körper *kurzfristig* Energie bereitzustellen, um in einer potenziell lebensbedrohlichen Situation die eigene Existenz zu sichern (»Fight or Flight«). Dieses Notfallprogramm mit seinem erheblichen Energieniveau ist vom Organismus nicht längere Zeit durchzuhalten. Deshalb werden die Stresshormone nach einer gewissen Zeitspanne (der »Refraktärzeit«) vom Körper wieder abgebaut.
   Die Stresstoleranz-Skills dienen dazu, diese Zeitspanne zu überbrücken, ohne dass die Patientin währenddessen auf dysfunktionale Handlungen zurückgreift. »Stresstoleranz« in diesem Sinne bedeutet, den Zustand von Hochstress so lange auszuhalten, bis eine physiologische Veränderung eintritt.

2. Durch den Einsatz von körperbezogenen Stresstoleranz-Skills können die Stresshormone schneller abgebaut und der Anspannungszustand rascher reduziert werden.

**Merke**
**Anspannung hat noch niemand weggegrübelt. Wegatmen und rausschwitzen kann man sie.**

   Durch den Einsatz von Atemübungen vertieft und verlangsamt sich die Atmung. Die vertiefte Atmung bewirkt eine Aktivierung des parasympathischen Teils des Nervensystems und sorgt für einen Abbau der Stresshormone im Blut. Im Kapitel 11 »Atemübungen« finden sich geeignete Skills dafür.
   Bewegung ist ein zentraler Faktor im Selbstmanagement von Anspannungszuständen. Sobald die Patientin in die bewusste körperliche Aktivität und ins Handeln kommt, verändern sich ihre Wahrnehmung und ihr Erleben. Sie kommt aus dem stressbedingten »Tunnelblick« heraus und erfährt einen größeren inneren Freiheitsgrad und eine Erweiterung ihrer Handlungsoptionen.
3. Wenn die Patientin ihre Frühwarnzeichen für hohe Anspannungszustände kennt, kann sie durch den rechtzeitigen Einsatz von körperbezogenen Stresstoleranz-Skills verhindern, überhaupt erst in einen Zustand von Hochstress (Anspannung > 70) und zunehmenden Kontrollverlusts zu geraten.

Anspannung fällt nicht vom Himmel, sondern ihr liegen in der Regel intensive Emotionen zugrunde, die von der Patientin nicht als solche identifiziert werden können. Diese Emotionen resultieren oft aus Situationen im zwischenmenschlichen Bereich und/oder innerpsychischen Bewertungsprozessen. Das können z. B. negative Annahmen über die eigene Person oder den eigenen Körper sein oder der Eindruck, aus einer Gruppe ausgeschlossen zu sein und abgelehnt zu werden.

Vom Modell der Spannungskurve her betrachtet sollen die Stresstoleranz-Skills die Patientin wieder in einen mittleren Anspannungszustand (Anspannung < 70) bringen. Auf diesem Anspannungsniveau kann man wieder klarer denken und gewinnt die Handlungsfähigkeit und Eigenkontrolle zurück.

**Merke**
**Die Stresstoleranz-Skills lösen keine Probleme, sondern dienen dazu, mich in einen Zustand zu versetzen, in dem ich die Problemlösung angehen kann.**

Auf diesem mittleren Spannungsniveau sind die oft intensiven Gefühle differenzierter wahrnehmbar – was für viele Patientinnen unangenehm ist. Dies erklärt, weshalb die Stresstoleranz-Skills meist nur kurzfristig wirken: Solange sich an den anspannungsbedingenden Faktoren nichts geändert hat, wird die Patientin relativ schnell wieder im Hochstressbereich sein. Auf der Spannungskurve zeigt sich dieses Phänomen vor allem zu Beginn einer Therapie manchmal darin, dass sie grafisch wie der Sägezahn eines Haifisches aussieht: Nach kurzem Absinken der Anspannung ist sie schnell wieder erhöht – und dies mehrfach hintereinander.

Um an den Ursachen der Anspannungszustände und der damit einhergehenden dysfunktionalen Handlungsmuster anzusetzen, braucht es Folgeskills aus den Bereichen »Zwischenmenschliche Fertigkeiten« (► dazu etwa das Kap. 13 »Nähe und Distanz« oder Kap. 14.4 »Körperübungen für selbstsicheres Verhalten«) oder »Umgang mit Gefühlen«. Grundlegende und ausführliche Informationen zu Emotionen, zum bio-sozialen Konzept der Emotionstheorie der DBT und zu Gefühlsprotokollen finden sich bei Bohus & Wolf-Arehult (2018).

## 8.1 Frühwarnzeichen für hohe Anspannungszustände

Die enge Kopplung von hohen Anspannungszuständen und Dissoziationsneigung zeigt sich formal darin, dass zentrale Aspekte aus dem Kapitel 9 »Antidissoziative Skills« hier in diesem Kapitel ebenfalls auftauchen und prinzipiell austauschbar sind.

Wie bei dissoziativen Prozessen gibt es auch bei steigenden Anspannungszuständen *individuelle Frühwarnzeichen*. Kennt die Patientin ihre eigenen physiologischen Stressreaktionen, können diese ein Signal für sie sein, ins *Handeln* zu kommen. Nimmt die Patientin wahr, dass sich die Anspannung dem Hochstressbereich nähert, kann sie mit Skills zur Spannungsregulation rechtzeitig gegensteuern. Dies sollte geschehen, *bevor* es zu einer kognitiven Einengung kommt, die Eigenkontrolle sinkt und automatisierte dysfunktionale Handlungsmuster starten. Mit dem Anspannungsanstieg wahrscheinlicher werdende dissoziative Prozesse können dann nach Möglichkeit so früh unterbrochen werden, dass die Patientin nicht in einen hilflosen Freezing-Zustand gerät.

**Merke**

Das Grundprinzip lautet:

- Frühwarnzeichen wahrnehmen!
- Frühwarnzeichen ernst nehmen!
- Ins Handeln kommen!

Der zweite Punkt »Frühwarnzeichen ernst nehmen« ist insofern relevant, als manche Patientinnen immer wieder in die »Es geht noch«-Falle tappen. Statt nach dem Wahrnehmen der Frühwarnzeichen aufzustehen und ins Handeln kommen, bleiben sie mit der inneren Einstellung »Es geht schon noch« in einer passiven Haltung. – Bis es plötzlich eben »nicht mehr geht« und dysfunktionale Handlungsmuster starten oder die Patientin in einem Freezing-Zustand festhängt.

Frühwarnzeichen für Hochstress auf körperlicher Ebene sind z. B.:

- flacher und gepresster Atem
- zunehmende Kopfschmerzen
- zusammengebissene Zähne
- angespannte Muskulatur (oft im Schulter-Nacken-Bereich)
- geballte Fäuste
- Herzrasen
- ein Zusammenziehen des Magens
- Hyperventilation
- kalter Schweiß auf der Stirn

Die Frühwarnzeichen können sich auch auf gedanklicher Ebene zeigen. Manche Patientinnen berichten, nahe einer Anspannung von 70 keinen klaren Gedanken mehr fassen zu können oder »leer im Kopf« zu sein.

Ein Prinzip des gesamten Skilltrainings gilt auch hier: Die Patientin sollte zur Expertin für sich selbst werden und ihre eigenen Frühwarnzeichen für Hochanspannung kennen. Außerdem sollte sie wissen, mit welchen Fertigkeiten sie sich eigenständig helfen kann. Sie kann die Erfahrung von Selbstwirksamkeit machen, wenn es ihr gelingt, in einer schwierigen Situation die Kontrolle zu behalten bzw. zurückzugewinnen, ohne sich selbst zu schaden.

Im Sprachgebrauch der DBT wird das Erlernen eines neuen, funktionalen Verhaltens auch als »Neuer Weg« bezeichnet. Der »Alte Weg« sind demnach die herkömmlich eingesetzten, langfristig schädlichen dysfunktionalen Verhaltensmuster.

Ein weiterer Ansatzpunkt im Umgang mit Stress- und Anspannungsphänomenen ist die *Reduzierung der Anfälligkeitsfaktoren.* Gemeint sind damit Bedingungen, welche die emotionale Verwundbarkeit erhöhen sowie einen Menschen »dünnhäutiger« und anfälliger für emotionale Krisen und Hochstress machen. Dies können z. B. unzureichender Schlaf sein, mangelhafte Ernährung, eine zu geringe Trinkmenge, unbehandelte Schmerzen oder zu wenig körperliche Bewegung. Viele Patientinnen starten schon mit einer höheren Grundanspannung in den Tag, sei es wegen nächtlicher Albträume oder weil sie schon mit unangenehmen, schambesetzten Situationen rechnen und eine Erwartungsanspannung haben.

Die Minimierung der Vulnerabilitätsfaktoren kann zu einer Senkung des Grundanspannungsniveaus beitragen. Je weiter sich dieses Niveau unterhalb der kritischen Marke von 70 der Spannungskurve bewegt, desto mehr Spielraum und Handlungsoptionen hat die Patientin, um Alltagssituationen funktional zu bewältigen.

### Die Ziele dieses Kapitels in der Übersicht

- Die eigenen Frühwarnzeichen für hohe Anspannungszustände kennen, um Stresstoleranz-Skills frühzeitig und zielgerichtet einsetzen zu können
- Die eigenen Anfälligkeitsfaktoren kennen, die mich verwundbarer für emotionale Krisen machen

- Funktionale Fertigkeiten erlernen, um Phasen hoher Anspannung aushalten bzw. die Anspannung herunterregulieren zu können
- Bahnung physiologischer Umstellreaktionen des »gestressten Körpers« und Spannungsabbau durch starke sensorische Reize und trainierte Handlungen
- Abbau von Stresshormonen durch dynamische Muskelaktivität; dadurch Veränderung des Energiestoffwechsels und der Durchblutungssituation im Körper: »Bewegen statt Anspannung«
- Durch Aktivität eine Veränderung der Aufmerksamkeit und der Reizverarbeitung im Gehirn herbeiführen (Aktivierung von motorischem und sensorischem Cortex bzw. Cerebellum)
- Die Erfahrung von motorischer Kontrolle bahnt das Erleben von Handlungskontrolle und Selbstwirksamkeit (»Ich kann etwas tun, das mir hilft, und bin der Situation und meinem Zustand nicht hilflos ausgeliefert!«)

## 8.2 Körperbezogene Skills für das Selbstmanagement hoher Anspannungszustände

Stresstoleranz-Skills sind Fertigkeiten, die es der Patientin ermöglichen, Anspannungszustände im Selbstmanagement funktional zu bewältigen und die Kontrolle zurückzugewinnen. »Funktional« meint in diesem Zusammenhang, dass die Fertigkeit kurzfristig wirksam und langfristig nicht schädlich ist.

Die im Folgenden beschriebenen Fertigkeiten sind für verschiedene Anspannungsintensitäten geeignet. Auch wenn es wie eine Binsenweisheit klingt: Es gibt nicht den einen Skill für alles! Der eigene Fertigkeiten-Werkzeugkoffer sollte breit aufgestellt sein.

Wenn die Patientin bei jedem höheren Anspannungszustand eine Stunde lang joggen gehen muss, um sich zu regulieren, ist dies zum einen wenig alltagskompatibel, zum anderen können auf Dauer körperliche Probleme (z. B. Knieschmerzen) auftreten. Wenn die Patientin mit ihrer Mutter telefoniert und spürt, wie die Anspannung steigt, muss sie nicht gleich einen Kopfstand machen oder sich komplett kalt abduschen. Vielleicht reicht die Übung »Fußgashebelatmung« (▶ Kap. 11.1) oder sie macht einige Wandliegestütze (▶ Abschn. 8.2.1), wenn sie merkt, dass sie im Schulter-Nacken-Bereich verkrampft ist.

Bildlich formuliert: Ein Feuerzeug löscht man nicht mit einem Eimer Wasser!

**Merke**
**Es geht um einen gezielten, bewussten und situationsadäquaten Einsatz der Skills. Bildlich formuliert: Ein Feuerzeug löscht man nicht mit einem Eimer Wasser!**

Die Körperskills zur Stresstoleranz können sofort eine positive Veränderung bewirken, müssen aber trainiert werden, um im Krisenfall schnell abrufbar und einsatzbereit zu sein. Erst dann können in der Krisensituation das dysfunktionale Verhalten, das erlernt ist und wie automatisiert abläuft, willentlich unterbrochen und das neue Verhalten (der »Neue Weg«) angewendet werden.

Die Patientin sollte die Skills in Ablauf und Anwendung üben, wenn sie nicht unter Hochanspannung steht. Das ist vergleichbar mit der Vorbereitung eines Notarztes, der die Abläufe und Handgriffe übt, *bevor* er sich im Einsatz befindet. Der Notarzt weiß dadurch, wo er welche Ampulle und welches Medikament im Koffer hat und wie der Guedel-Tubus funktioniert, um die Hilfsmittel im Notfall zielgerichtet einsetzen zu können.

**Merke**
**Das Wissen, was mir hilft und wie es funktioniert, ist entlastend und gibt Sicherheit.**

Die Skills sollten im Alltag schnell einsetzbar sein. Sportliche Aktivitäten wie z.B. Bouldern und Klettern können helfen, die Anfälligkeitsfaktoren zu verringern – in einer konkreten Anspannungssituation braucht die Patientin aber Fertigkeiten, die *umgehend* von ihr angewendet werden können.

In Krisensituationen funktioniert das Denken meistens nicht mehr so gut und man kann sich eventuell nicht mehr daran erinnern, welche Skills hilfreich waren. Deshalb sollte die Patientin die für sie effektivsten drei bis vier Skills (einschließlich Wiederholungsfrequenz bzw. Übungsdauer) auf einem Kärtchen notieren und dieses in ihren Notfallkoffer legen. Diese visuelle Skillskette ist wie ein »Gedächtnisanker« in der Krise.

Werden für den jeweiligen Skill Materialien benötigt, sollten diese immer griffbereit sein. Ein Notfallkoffer, der daheim im Schrank steht, bringt in einer Krisensituation draußen nichts!

Zu beachten ist außerdem, dass die Stresstoleranz-Skills nach Möglichkeit auf die unter Hochanspannung noch offenen Sinnes- bzw. Zugangskanäle der Patientin abgestimmt sind. Wenn beispielsweise bei einer Anspannung > 70 keine Sensorik mehr in den Händen vorhanden ist, macht es keinen Sinn, eine Kühlkompresse zu kneten, weil die sensorischen Kältereize gar nicht mehr im Gehirn ankommen. Ausführlicher ist diese Thematik im Kapitel 9 »Antidissoziative Skills« dargestellt.

Die physiologischen Wirkungen aller im Folgenden beschriebenen körperbezogenen Stresstoleranz-Skills sind:

- Abbau von Stresshormonen durch Muskelaktivität.
- Durch die Aktivität kommt es zu einer physiologischen Umstellreaktion und einer Stoffwechselsteigerung des Körpers: Erhöhung von Atem- und Herzfrequenz, die Atmung vertieft sich, die Durchblutung der Muskulatur erhöht sich.
- Es kommt zu einer mentalen Beruhigung durch die Konzentration auf das, was ich tue. Die Aufmerksamkeit geht weg von den eigenen Gedanken und hin zur körperlichen Aktivität.

Hat ein Skill darüber hinausgehende spezifische Wirkungen, sind diese bei der jeweiligen Übung vermerkt.

### 8.2.1 Übungen mit starker Muskelaktivität

#### Gymnastikband-Übungen

**Material:** Ein ca. drei Meter langes, elastisches Gymnastikband (z. B. TheraBand® oder ein vergleichbares Produkt).

##### Arme zur Decke drücken

**Ausgangsstellung:** Hüftbreiter Stand, die Knie sind deblockiert. Die Füße stehen mittig auf dem Gymnastikband, das mehrmals um die Hände gewickelt mit angewinkelten Armen vor dem Körper unter leichter Spannung gehalten wird.

#### Übung

1. Drücken Sie die Arme gegen den Widerstand des Bandes langsam nach oben Richtung Decke, bis die Arme gestreckt sind. Atmen Sie dabei aus.
2. Führen Sie die gestreckten Arme langsam seitlich am Körper nach unten, bis das Band ohne Spannung ist. Atmen Sie dabei weiter.
3. Winkeln Sie die Arme wieder an und drücken Sie die Arme gegen den Widerstand des Bandes langsam nach oben Richtung Decke, bis sie gestreckt sind. Atmen Sie dabei aus.

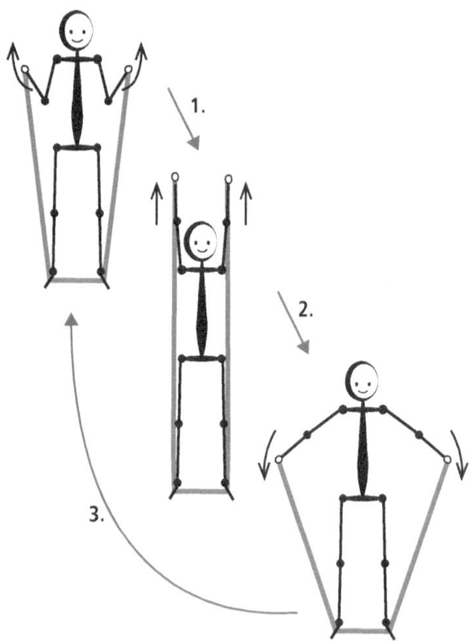


##### Arme nach außen

**Ausgangsstellung:** Hüftbreiter Stand, die Knie sind deblockiert. Das Gymnastikband wird mehrmals um die Hände gewickelt und vor dem Körper gespannt. Die Unterarme sind angewinkelt.

## Übung

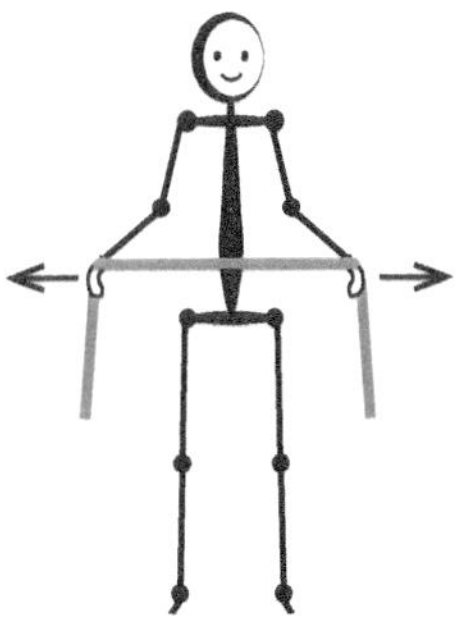

- Bewegen Sie die Hände gegen den Widerstand des Bandes voneinander weg nach außen, als wollten Sie das Band auseinanderziehen. Die Ellbogen bleiben dabei am Körper. Atmen Sie währenddessen weiter.
- Gehen Sie langsam und kontrolliert in die Ausgangsstellung zurück.

### Langlauf

**Ausgangsstellung:** Schrittstellung. Der vordere Fuß steht auf dem Gymnastikband, das mehrmals um die Hände gewickelt mit gestreckten Armen unter leichter Spannung neben dem Körper gehalten wird.

## Übung

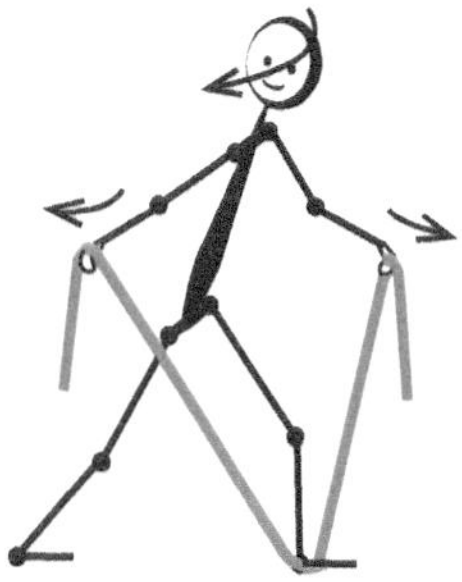

- Bewegen Sie den gestreckten linken Arm gegen den Widerstand des Bandes nach vorne und gleichzeitig den gestreckten rechten Arm gegen den Widerstand des Bandes nach hinten. Der Blick folgt dem hinteren Arm.
- Und Wechsel: Der gestreckte rechte Arm geht nach vorne und der gestreckte linke Arm gleichzeitig nach hinten. Der Bewegungsablauf erinnert an einen Skilangläufer. Und wieder wechseln.
- Führen Sie die Übung langsam und kontrolliert aus. Atmen Sie währenddessen weiter.

**Hinweise:**

1. Die Ausführung der Übungen sollte durchweg langsam und kontrolliert erfolgen. Die Übungen sind effektiver, je langsamer sie durchgeführt werden.
2. Je nach individuellem Trainingszustand können zwei bis drei Serien mit je 20 Wiederholungen durchgeführt werden.
3. Der Widerstand des Gymnastikbandes kann variiert werden, je nachdem, wie stramm es unter Spannung gehalten wird.
4. Darauf achten, dass bei der anstrengenden Muskelarbeit weitergeatmet wird.

**Effekte der Skills:**

- Bei den Übungen »Arme zur Decke drücken« und »Langlauf«: Aktivierung der aufrichtenden Muskulatur (Extensoren) der oberen Extremität, die bei Anspannungszuständen oft inaktiv ist.
- Die Durchführung der koordinativ komplexen Übungen bringt die Aufmerksamkeit ins Hier und Jetzt.

## Bauchmuskelübungen

**Material:** Eventuell eine Gymnastikmatte.

### Crunches

**Ausgangsstellung:** Rückenlage. Die Beine sind hüftbreit angestellt, die Fußsohlen stehen flach auf dem Boden. Die Arme sind angewinkelt, die Hände berühren mit den Fingerspitzen rechts und links den Kopf, der leicht angehoben ist.

#### Übung

- Führen Sie den Kopf und den Schulter-Arm-Gürtel nach vorne-oben Richtung Knie und atmen Sie dabei aus.
- Senken Sie beim Einatmen den Oberkörper wieder langsam nach hinten.

**Hinweis:** Während der gesamten Übung bleiben Kopf- und Armstellung unverändert. Lediglich der Oberkörper bewegt sich.

### Rumpfrotation

**Ausgangsstellung:** Rückenlage. Die Beine sind angehoben, die Knie im 90-Grad-Winkel angebeugt. Die Arme liegen gestreckt zu den Seiten.

#### Übung

- Die Beine rotieren langsam und kontrolliert synchron und parallel seitlich nach rechts bis zum Bodenkontakt. Die Rotation kommt aus der Lendenwirbelsäule.
- Die Beine rotieren auf die gleiche Weise nach links bis zum Bodenkontakt. Der Atem fließt dabei weiter.

### Knie drücken diagonal

**Ausgangsstellung:** Rückenlage. Die Beine sind angehoben, die Knie im 90-Grad-Winkel angebeugt. Der Kopf ist leicht angehoben.

#### Übung

- Ihre rechte Hand und Ihr linkes Knie geben leichten Druck gegeneinander. Der Bauch wird dabei angespannt, um das Knie in der Position zu halten.
- Zählen Sie langsam bis zehn und atmen Sie währenddessen weiter.
- Wechsel: Nun drücken Ihre linke Hand und Ihr rechtes Knie gegeneinander.
- Zählen Sie wieder bis zehn und atmen Sie währenddessen weiter.
- Machen Sie vier Durchgänge.

**Hinweise zu allen Bauchmuskelübungen:**

1. Je nach individuellem Trainingszustand können zwei bis drei Serien mit zehn bis 15 Wiederholungen durchgeführt werden.
2. Die Kraft zur Übungsdurchführung sollte aus den Bauchmuskeln kommen.
3. Um Blutdruckspitzen zu vermeiden, sollte der Atem während der Übungsausführung nicht angehalten werden, sondern weiterfließen.
4. Die Übung sollte langsam und kontrolliert ausgeführt werden.
5. Während der Übung kann es zu Muskelzittern und Muskelbrennen im Bauchbereich kommen.
6. Die Bauchmuskelübungen sind gut für Patientinnen geeignet, die »Wut im Bauch« haben. Nach der Anspannung der Bauchmuskulatur kann sich dieser Körperbereich leichter entspannen (postkonzentrische Relaxation), wodurch sich unter Umständen auch Wut und Ärger auflösen oder reduzieren.

## Wandliegestütze

**Material:** Eine Wand.
**Ausgangsstellung:** Hüftbreiter Stand im Abstand von 50–70 cm vor einer Wand.

### Übung

- Setzen Sie die Hände in Schulterhöhe flach an der Wand auf. Die Fingerspitzen zeigen nach oben, die Arme sind gestreckt (► Abb. 8-2).

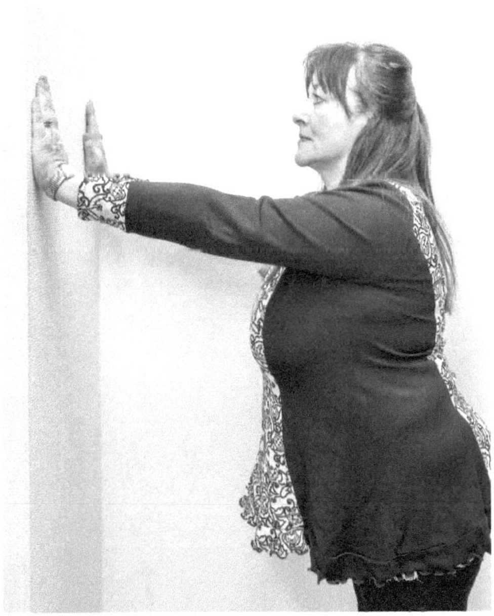

Abb. 8-2

- Mit deutlichem Ausatmen nähern Sie Ihre Unterarme kontrolliert der Wand an. Achten Sie darauf, dass die Ellbogen dabei nicht nach außen gehen, sondern in einer geraden Linie unterhalb der Hände auf die Wand treffen (▸ Abb. 8-3)!

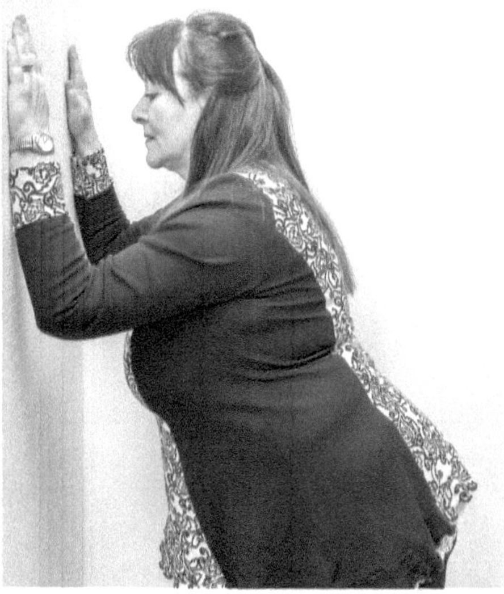

**Abb. 8-3**

- Mit dem Einatmen gehen Sie langsam wieder in die Ausgangsstellung zurück, bis die Arme gestreckt sind.
- Mit dem nächsten Ausatmen nähern Sie Ihre Unterarme wieder der Wand an.

### Varianten

- Die Entfernung zur Wand erweitern.
- Die Arme bleiben gestreckt, der Kopf gerade und nur die Schulterblätter werden Richtung Wirbelsäule zusammengezogen und wieder auseinanderbewegt.
  Bei dieser Variante handelt es sich um eine differenzierte Körperwahrnehmungsübung, bei der hauptsächlich die Rhomboiden arbeiten (Musculi rhomboidei). Dies ist ein rautenförmiger Muskel, der das Schulterblatt Richtung Wirbelsäule zieht.

**Hinweise:**

1. Je langsamer und kontrollierter die Bewegung durchgeführt wird, desto anstrengender ist sie.
2. Je weiter weg von der Wand die Übung durchgeführt wird, desto anstrengender ist sie.
3. Die Übung sollte mit rutschfesten Schuhen oder barfuß durchgeführt werden, um nicht nach hinten wegzurutschen.

4. Je nach individuellem Trainingszustand können zwei bis drei Serien mit je zehn Wiederholungen durchgeführt werden, bis die Muskulatur deutlich spürbar ist.

**Effekt des Skills:** Viele Patientinnen sind latent angespannt und ziehen – meist unbewusst – die Schultern hoch, was oft zu schmerzhaften Verspannungen im Schulter-Nacken-Bereich führt durch die dauerhaft aktivierte Beugemuskulatur (Flexoren) im Oberkörper. Durch die Übung wird die Streckmuskulatur im Oberkörper (die Extensoren) aktiviert, was Verspannungen in diesem Bereich reduzieren und bestenfalls auflösen kann.

### Türrahmen drücken

**Material:** Türrahmen.
**Ausgangsstellung:** Stabiler hüftbreiter Stand im Türrahmen.

### Übung

- Beugen Sie den rechten Arm bis auf Schulterhöhe an. Legen Sie die rechte Handfläche an die rechte *Innenseite* des Türrahmens. Beugen Sie den linken Arm ebenfalls auf Schulterhöhe an. Der linke Handrücken (!) liegt an der linken *Außenseite* des Türrahmens (▸ Abb. 8-4).

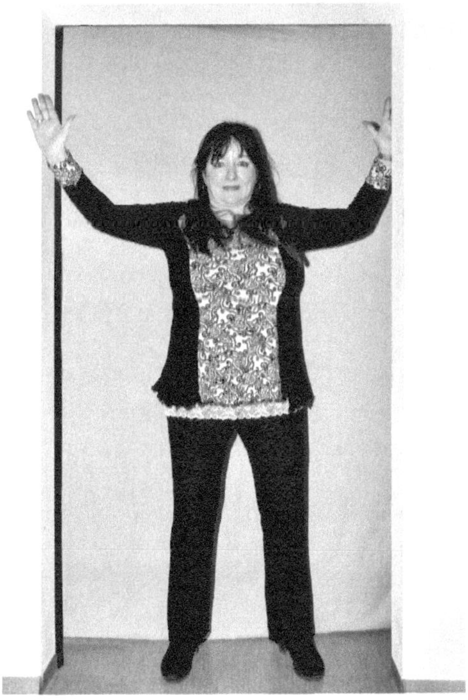

Abb. 8-4

- Bauen Sie langsam Druck mit der rechten Handfläche nach vorne und Zug mit dem linken Handrücken nach hinten auf, bis die Muskelspannung im gesamten Körper spürbar ist. Atmen Sie währenddessen weiter.
- Nach drei Atemzügen lösen Sie den Druck/Zug langsam und wechseln die Seite: Nun drückt die linke Handfläche gegen die linke *Innenseite* des Türrahmens, der rechte Handrücken zieht gegen die rechte *Außenseite* des Türrahmens nach hinten. Halten Sie die Muskelspannung drei Atemzüge lang.
- Wiederholen Sie die Übung noch dreimal.

**Hinweis:** Bei diesem Skill handelt es sich um eine isometrische Übung, d. h. die Muskulatur wird angespannt, ohne dass eine Bewegung (und damit eine Längenänderung des Muskels) stattfindet.

## 8.2.2 Koordinativ anspruchsvolle Übungen

### Jumping Jack

**Material:** Keines.
**Ausgangsstellung:** Aufrechter Stand. Die Füße stehen direkt nebeneinander. Die Arme sind seitlich am Körper angelegt.

### Übung

- Hüpfen Sie und spreizen Sie dabei die Beine seitlich, bis sie mehr als schulterbreit stehen. Heben Sie gleichzeitig die Arme seitlich nach oben und strecken Sie sie, sodass sich die Hände über dem Kopf berühren.
- Springen Sie wieder in die Ausgangsstellung zurück.
- Wiederholen Sie die Übung zwei bis vier Minuten lang.
- Atmen Sie währenddessen weiter.

**Hinweise:**
1. Die Übung ist unter dem Namen »Hampelmann« vielleicht aus dem schulischen Sportunterricht bekannt.
2. Die Übungsdauer richtet sich nach dem individuellen Trainingszustand.
3. Beim Übungsablauf darauf achten, dass die Fußspitzen nach vorne zeigen, nicht nach innen oder außen. Beim Springen darauf achten, möglichst weich zu landen.
4. Nach der Übung leicht auslaufen, um Atmung und Puls wieder herunterzuregulieren.
5. Eine Alternative zum »Jumping Jack«: schnelles Joggen auf der Stelle oder Seilspringen.
6. Es handelt sich um eine Ganzkörperaktivität mit starker Herz- und Kreislaufanregung.

### Die überkreuzte Koordination

**Material:** Keines.
**Ausgangsstellung:** Hüftbreiter Stand.

## Übung

- Ihr gebeugter *linker* Arm geht nach unten und Ihr gebeugtes *rechtes* Bein nach oben, sodass sich *linker* Ellbogen und *rechtes* Knie vor dem Körper annähern oder berühren.
- Seitenwechsel: Nun geht Ihr gebeugter *rechter* Arm nach unten und Ihr gebeugtes *linkes* Bein nach oben, sodass sich *rechter* Ellbogen und *linkes* Knie vor dem Körper annähern oder berühren (▸ Abb. 8-5).

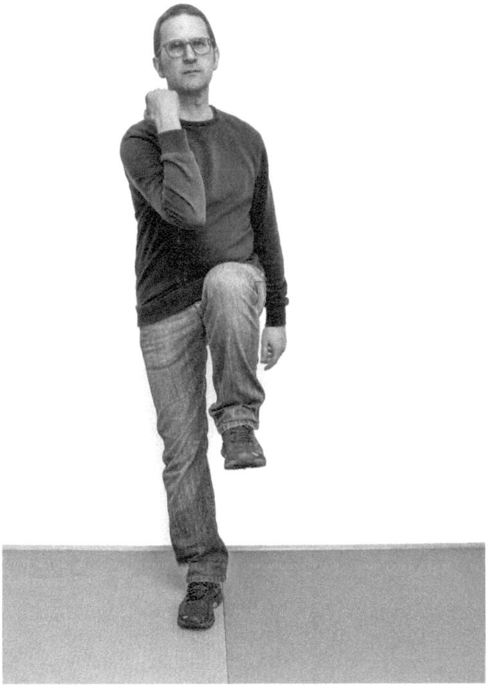

**Abb. 8-5**

- Wiederholen Sie die vor dem Körper gekreuzten Bewegungen zehnmal im Wechsel. Atmen Sie währenddessen weiter.
- Nun geht Ihr gebeugter *rechter* Arm nach unten und das gebeugte *rechte* (!) Bein nach oben, sodass sich *rechter* Ellbogen und *rechtes* Knie annähern bzw. berühren.
- Seitenwechsel: Nun nähern oder berühren sich *linker* Ellbogen und *linkes* Knie (▸ Abb. 8-6).

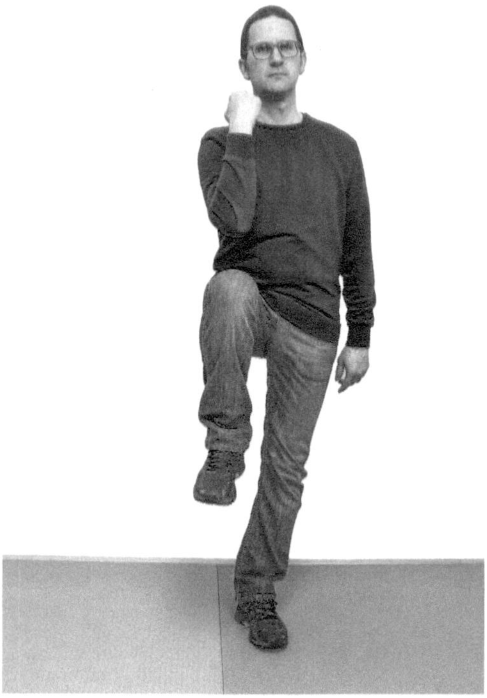

Abb. 8-6

- Wiederholen Sie diese Abfolge der gleichseitigen Bewegungen zehnmal. Atmen Sie währenddessen weiter.
- Und nun kombinieren Sie drei bis fünf Minuten lang beide Bewegungsabläufe: Kreuzen–Kreuzen–Gleich(seitig)–Gleich(seitig).

### Erweiterte Variante

Der Ablauf ist wie oben, aber nach dem Kreuzen–Kreuzen–Gleich–Gleich *vor* dem Körper wird das Gleiche *hinter* dem Körper ausgeführt:
- Die *linke* Ferse wird Richtung Gesäß gezogen, die *rechte* Hand berührt die Ferse. (Kreuzen)
- Seitenwechsel: Die *rechte* Ferse wird Richtung Gesäß gezogen, die *linke* Hand berührt die Ferse. (Kreuzen)
- Nun berühren sich *linke* Ferse und *linke* Hand hinter dem Körper, dann *rechte* Ferse und *rechte* Hand. (Gleich–Gleich)
- Die Abfolge der gekreuzten und gleichseitigen Bewegungen *hinter* dem Körper wird zehnmal wiederholt: Kreuzen–Kreuzen–Gleich(seitig)–Gleich(seitig).
- Zum »großen Finale« werden beide Abläufe (*vor* und *hinter* dem Körper) kombiniert. Vorne: Kreuzen–Kreuzen–Gleich–Gleich. Hinten: Kreuzen–Kreuzen–Gleich–Gleich usw.

**Hinweis:**

1. Die Übung stammt ursprünglich aus der Kinesiologie. Dort dient sie der Integration beider Gehirnhälften.
2. Durch die herausfordernde koordinativ-motorische Aufgabe und das Halten des Gleichgewichts können negative Gedankenspiralen effektiv unterbrochen werden. Insofern handelt es sich hierbei um einen Gedankenstopp-Skill (▸ Kap. 14.2).
3. Es handelt sich außerdem um eine Körperwahrnehmungsübung (▸ Kap. 12), weil man sich zu ihrer Durchführung an den über den Körper vermittelten Informationen orientieren muss und die Bewegungskontrolle über den Sehsinn nur eine untergeordnete Bedeutung hat.

## Schnipp-Kick

**Material:** Keines.
**Ausgangsstellung:** Hüftbreiter Stand.

### Übung

- Beugen Sie Ihr rechtes Bein an (d. h. ziehen Sie Ihr Knie ungefähr bis auf Hüfthöhe nach oben). Heben Sie den gebeugten rechten Arm auf Schulterhöhe an (▸ Abb. 8-7).

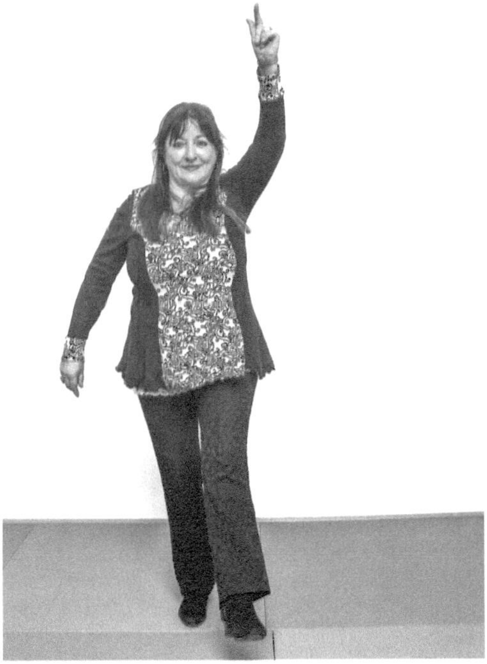

Abb. 8-7

- Während das angewinkelte rechte Bein nach vorne kickt (als wollten Sie einen liegenden Ball wegschießen), schnippen Sie gleichzeitig mit den Fingern der rechten Hand.
- Und noch einmal: Das Bein kickt, gleichzeitig schnippen die Finger.
- Wiederholen Sie die Übung zehnmal und zählen Sie dabei jeden »Schnipp-Kick« innerlich mit, indem Sie von 1 auf 10 hochzählen.
- Wechseln Sie anschließend das Standbein und den Arm und machen Sie zehn »Schnipp-Kicks« mit der anderen Seite.

#### Variante

- Statt von 1 bis 10 hochzuzählen, können im Rhythmus des Schnipp-Kickens in 7er-Schritten gezählt, Tiere genannt oder vergleichbare Hirn-Flic-Flacs gemacht werden.

**Hinweis:**

1. Der Blick geht während der Übung nicht nach unten, sondern bleibt nach vorne gerichtet. Das Senken des Blickes könnte Dissoziationen begünstigen.
2. Durch die Kombination aus Gleichgewicht halten, Bewegungen koordinieren und Zählen wird die Aufmerksamkeit ins Hier und Jetzt gebracht. Die Übung kann auch ein wirksamer Gedankenstopp-Skill (▸ Kap. 14.2.2) sein.

### 8.2.3 Übungen mit weniger Aktivität

Die folgenden Skills sind ohne größeren Aufwand durchführbar und fallen nicht so sehr auf. Sie sind damit auch für öffentliche Situationen geeignet.

#### Energiegähnen

**Material:** Keines.
**Ausgangsstellung:** Sitzen, Stehen oder Liegen.

#### Übung

- Stellen Sie sich vor, Sie müssten gähnen. Meist wird schon dadurch der Gähnreflex ausgelöst.
- Oder atmen Sie durch den geöffneten Mund die Luft ein und lösen Sie dadurch den Gähnreflex aus.

**Effekte des Skills:**

1. Entspannung durch Dehnung der gesamten mimischen Muskulatur.
2. Reflektorische Dehnung der drei großen queren Muskelplatten Zwerchfell, Beckenboden und Mundboden.
3. Verbesserung der Sauerstoffsättigung im Blut.
4. Der Skill kann stimmungsaufhellend wirken und Müdigkeit, schlechte Laune und Stress vertreiben.

## Ohrenmassage

**Material:** Keines.
**Ausgangsstellung:** Sitzen, Stehen oder Liegen.

### Übung

- Bei diesem Skill massieren Sie mit reibendem Druck von Daumen und Zeigefinger das seitengleiche Ohr, d. h. das rechte Ohr mit der rechten Hand und anschließend das linke Ohr mit der linken Hand.
- Massieren Sie auf die genannte Weise langsam und konzentriert erst das Ohrläppchen, dann die äußere Ohrmuschel und im Anschluss die oberen Ohrknorpel.
- Ziehen Sie anschließend das Ohr nach unten, hinten und oben jeweils sanft in die Länge.
- Widmen Sie jedem Ohr zwei Minuten.

**Hinweis:** Das Ohr ist eine hochsensible Körperregion, in der sich viele Akupunkturpunkte befinden.

**Effekte des Skills:**
1. Die Aufmerksamkeit wird hin zum Fühlen gelenkt und darauf, was ich tue. Der Skill kann die Präsenz erhöhen.
2. Hyperämisierung (d. h. Durchblutungssteigerung) der Ohrmuscheln.
3. Der Skill kann zur Entspannung der Kopf- und Nackenmuskeln beitragen.
4. Entspannende Wirkung durch Stimulation des Vagusnervs.

## Nacken reiben

**Material:** Keines.
**Ausgangsstellung:** Aufrechter Sitz. Die Halswirbelsäule befindet sich in Verlängerung der Wirbelsäule.

### Übung

- Am unteren Ende des Nackens können Sie mit den Händen einen Halswirbel ertasten, der etwas weiter nach hinten vorsteht als die anderen. Hierbei handelt es sich um den siebten Halswirbelkörper, den sog. Prominenz, eine lateinische Bezeichnung für »der Hervorstehende«.
- Machen Sie um diesen Halswirbel mit Zeige- und Mittelfinger einer Hand kreisende, druckvolle Bewegungen.
- Nehmen Sie nun die Handflächen beider Hände und ziehen Sie den Bereich um den siebten Halswirbel auf beiden Seiten der Wirbelsäule dehnend von innen nach außen. Machen Sie das mehrmals und setzen Sie immer wieder neu am Prominenz an.
- Streichen Sie mehrmals mit beiden Handflächen deutlich spürbar vom Hinterkopf bis zum siebten Halswirbel hinunter.

**Hinweis:**
1. Im badischen Sprachgebrauch wird der Bereich um den siebten Nackenwirbel auch als »Fruschtbollen« (»Frustkugel«) bezeichnet. Dies hat seinen Hintergrund darin, dass die entsprechende emotionale Grundhaltung auf lange Sicht dafür sorgt, die bindegewebige Struktur im Nacken zu einem verhärteten »Päckchen« zu formen. Durch regelmäßiges Massieren kann diese Körperregion gelockert werden, wodurch auch die Beweglichkeit des Kopfes zunimmt.
2. Ein chinesisches Sprichwort sagt: »Altern beginnt im Nacken!« Demzufolge könnte man den Skill »Nacken reiben« auch dem nur imaginär vorhandenen Kapitel »Verjüngungsskills« zuordnen.

**Effekte des Skills:**
1. Die Aufmerksamkeit wird hin zum Fühlen gelenkt und darauf, was ich tue. Der Skill kann die Präsenz erhöhen.
2. Lockerung des oft sehr angespannten Bindegewebes im Nackenbereich.
3. Belebung und Hyperämisierung der Nackenmuskulatur.

### 8.2.4 Shiatsu-Dehnungen

Die Shiatsu-Dehnungen dienen in der japanischen Heilkunde dazu, Blockaden in den Energiebahnen des Körpers (den Meridianen) aufzulösen. Auch zur Spannungsregulation können die Shiatsu-Dehnungen wirkungsvoll sein. Die Übungen sind darüber hinaus als Morgenritual und zum Beginn der Körperskillsgruppe nutzbar. Wir verwenden die Dehnungen im Rahmen der DBT-Körpertherapie außerdem als leicht erlernbares praktisches Beispiel für Körperwahrnehmung in Bewegung.

Wichtige Faktoren zum Vermitteln und Erlernen der Übungen sind eine klare Struktur und eindeutige Instruktionen. Das Schwierigkeitsniveau der Shiatsu-Dehnungen ist gut bewältigbar und die Patientin hat bei konsequentem zwei bis dreimaligem Üben pro Woche schnell feststellbare Erfolgserlebnisse. So berichten manche Patientinnen z. B. nach zwei Wochen, dass sie schon beweglicher sind und besser im Fersensitz sitzen können.

Bei den Dehnungen werden Muskelgruppen integriert, die bei Anspannungszuständen tendenziell betroffen sind. So wird z. B. die Streckmuskulatur im Oberkörper (Extensoren) einerseits aktiviert und andererseits gedehnt.

Die Shiatsu-Dehnungen können hilfreich sein, wenn die Patientin ein Gefühl der inneren Leere empfindet. Bei der »Inneren Leere« besteht ein ausgeprägter innerer Leidensdruck, eine tief empfundene Einsamkeit und das Gefühl, »nichts mehr zu fühlen« und eine »leblose Hülle« zu sein. Der Zustand wird von vielen Patientinnen als schwer aushaltbar zurückgemeldet. Um in solchen Momenten nicht in eine »Grübeltrance« zu verfallen oder auf dysfunktionale Bewältigungsstrategien zurückzugreifen, kann eine eintrainierte kurze Shiatsu- oder Yoga-Choreografie im Sinne eines Rituals helfen, ins Handeln zu kommen.
**Material:** Gymnastikmatte oder weiche Decke.

## Erste Übung

- Stehen Sie hüftbreit.
- Einatmend gehen beide Arme nach oben.
- Ausatmend lassen Sie sich nach vorne sinken.
- Beide Arme gehen hinter den Rücken, die Daumen verhaken sich ineinander. Die Zeigefinger weisen Richtung Decke.
- Weiter ein- und ausatmen, dabei die miteinander verbundenen Hände Richtung Decke strecken und den Kopf Richtung Boden sinken lassen.
- Versuchen Sie, Spannungen mit dem Ausatmen abfließen zu lassen.
- Richten Sie sich nach vier bis fünf Atemzügen wieder auf.
- Wiederholen Sie die Übung und verhaken Sie die Daumen diesmal andersherum hinter dem Rücken.

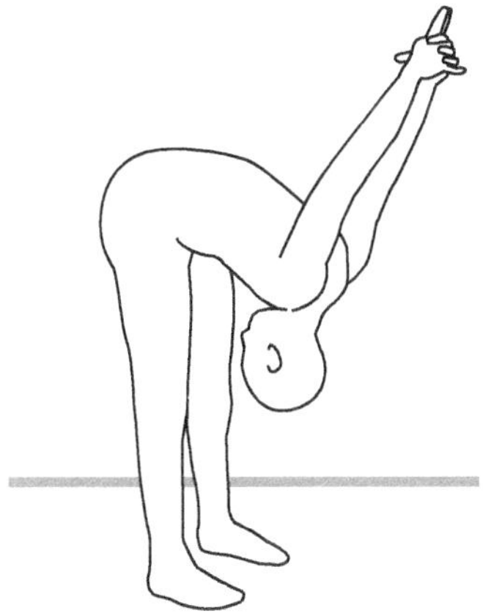

## Zweite Übung

- Knien Sie sich hin.
- (Stufe 1:) Setzen Sie Ihre Hände hinter dem Rücken ab.
- (Stufe 2:) Senken Sie sich auf den einen, dann auch auf den anderen Unterarm ab. Machen Sie das sehr langsam, die individuelle Endposition sollte immer noch angenehm sein. Achten Sie darauf, dass kein Hohlkreuz entsteht.
- (Stufe 3:) Wenn die Knie noch Bodenkontakt haben, können auch die Schultern abgelegt werden.
- Bleiben Sie einige Atemzüge lang in der für Sie noch möglichen Endposition (sei es Stufe 1, 2 oder 3).
- Kommen Sie dann langsam, Stufe für Stufe, wieder hoch.
- Legen Sie die Arme nach vorne ab und entspannen Sie.

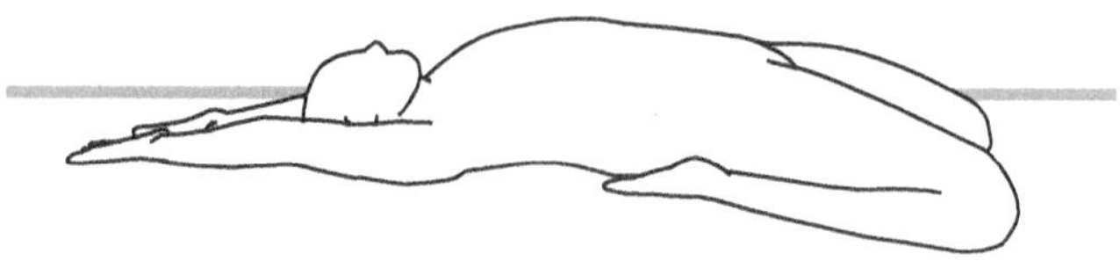

**Hinweise:**

1. Bei dieser Übung gibt es drei verschiedene Stufen. Bei auftretenden Schmerzen sollte nicht zur nächsten Stufe weitergegangen werden. Schmerz ist ein Stoppsignal!
2. Keine geeignete Übung bei Knieproblemen!
3. Ein Hohlkreuz durch Anspannung der Bauchmuskulatur korrigieren.

## Dritte Übung

- Setzen Sie sich auf den Boden und legen Sie Ihre Fußsohlen gegeneinander.
- Die Hände umfassen die Füße im Faltgriff, der Bauchnabel nähert sich den Fersen.
- Beugen Sie sanft mit geradem Rücken die Ellbogen, der Bauch nähert sich weiter den Füßen. Stellen Sie sich vor, dass Wind durch die Achselhöhlen bläst.
- Entspannen Sie ganz am Ende der Bewegung Rücken und Nacken und lassen Sie den Kopf mit der Schwerkraft sinken.

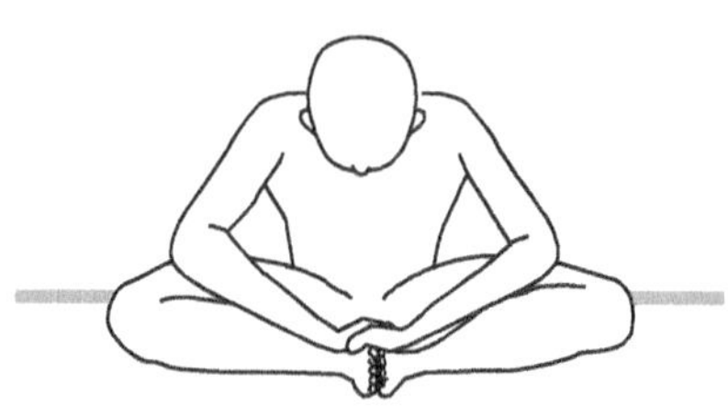

## Vierte Übung

- Setzen Sie sich auf den Boden und strecken Sie die Beine.
- Mit dem Einatmen heben Sie die Arme nach oben. Mit dem Ausatmen legen Sie die Arme nach vorne ab, wo dies schmerzfrei möglich ist (sei es auf das Schienbein oder auf die Füße).
- Entspannen Sie Rücken und Nacken. Lassen Sie den Kopf locker der Schwerkraft nach sinken. Das Kinn geht dabei Richtung Brustbein.
- Richten Sie sich nach einigen Atemzügen langsam wieder auf und lockern Sie Ihre Beine.

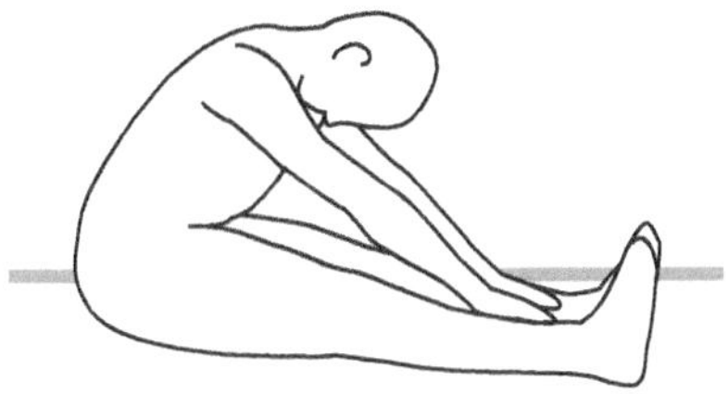

## Fünfte Übung

- Setzen Sie sich in den Schneidersitz.
- Beim Einatmen die gestreckten Arme auf Schulterhöhe nach hinten führen.
- Ausatmend die Arme nach vorne nehmen und sich selbst umarmend kreuzen.
- Den Oberkörper nach vorne sinken lassen. Die Arme fallen lassen. Die Hände legen sich ab, wie es gerade passt. Den Kopf sinken lassen.
- Spüren Sie sich im Rhythmus des Atmens in die Dehnung ein und weiten Sie den Raum zwischen den Schulterblättern. Lassen Sie die Knie dabei weiter zur Erde sinken.
- Richten Sie sich langsam auf.
- Wechseln Sie die Beinstellung und wiederholen Sie die Übung.

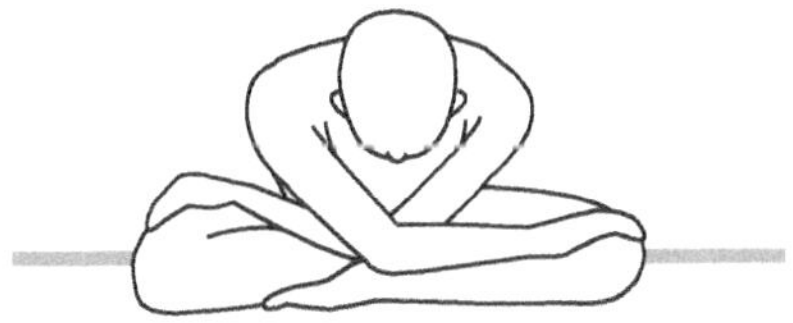

**Hinweis:** Nehmen Sie bei der Wiederholung der Übung den Schneidersitz mit dem anderen Bein nach vorne ein.

## Sechste Übung

- Setzen Sie sich mit gespreizten Beinen auf den Boden.
- Heben Sie beim Einatmen die Arme nach oben und verschränken Sie die Hände im Faltgriff.
- Mit dem Ausatmen drehen Sie den Oberkörper nach rechts, schauen dabei den rechten Fuß an und sinken mit gestrecktem Oberkörper über das linke Bein.
- Erspüren Sie die Dehnung des seitlichen Brustkorbs.
- Wechseln Sie zur anderen Seite: einatmen, die Arme dabei heben und die Hände verschränken. Drehen Sie den Oberkörper nach links und senken Sie den Oberkörper über das rechte Bein ab.
- Heben Sie zum Abschluss beim Einatmen beide Arme. Lassen Sie sich beim Ausatmen nach vorne sinken und dehnen Sie sich lang nach vorne.

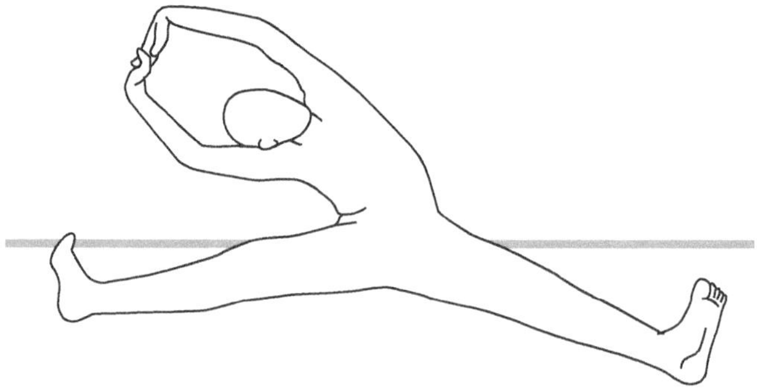

**Hinweis:** Nicht zu lange in einer Position verharren (etwa zwei bis drei Atemzüge lang).

# 9 Antidissoziative Skills

## Einleitung

### Wie zeigen sich Dissoziationen?

Etwa zwei Drittel der Patientinnen mit Borderline-Problemen dissoziieren. Die von ihnen beschriebenen und im klinischen Alltag gezeigten Phänomene lassen sich in drei Symptomkategorien einteilen:

1. **Motorisch**
   - Verlust der Kontrolle über die Willkürmotorik (»Ich kann mich dann nicht mehr richtig bewegen«)
   - Erstarren in einer bestimmten Körperhaltung (»Freezing«), z. B. sitzt die Patientin zusammengesunken in der Hocke in einer Ecke des Zimmers
   - Starrer Blick nach unten
   - Gangunsicherheit

2. **Sensorisch**
   - Analgesie (»Ich spüre mich nicht mehr«)
   - Einzelne Körperteile werden »wie ein Stück totes Fleisch« wahrgenommen und beschrieben
   - Missempfindungen (Parästhesien) in einzelnen Körperteilen, z. B. ein kribbelndes oder brennendes Gefühl in den Extremitäten
   - Veränderte Sinneswahrnehmung (»Ich bin dann wie in einem Tunnel« – »Ich fühle mich wie in Watte gepackt« – »Alles wirkt weiter weg und irgendwie verzerrt« – »Ich sehe mich wie von außen«)
   - Verzerrte Körperwahrnehmung (»Ich fühle mich viel größer, als ich eigentlich bin«)

3. **Psychogen**
   - Verkennung der Realität; die Patientin sieht z. B. Gesichter von Personen, die nicht da sind
   - Paranoides Erleben, d. h. die Patientin fühlt sich bedroht, obwohl objektiv kein Anlass dafür erkennbar ist
   - Amnesie; die Patientin kann sich z. B. nicht mehr erinnern, was in einer Therapiestunde inhaltlich besprochen wurde, obwohl der Termin erst einige Stunden oder Tage zurückliegt

**Definition**
Laut Definition im DSM-5[3] spricht man von einer dissoziativen Störung, wenn eine Unterbrechung der Integration von Bewusstsein, Gedächtnis, Identität, Emotionen, Wahrnehmung, Körperbild, Kontrolle motorischer Funktionen und Verhalten vorliegt.

Um Kontrolle über die dissoziativen Prozesse zu erlangen, sollte die Patientin zur Expertin für sich selber werden. Dazu gehören zum einen das Wissen um die physiologischen Wirkmechanismen und Ursachen von Dissoziationen, zum anderen das Erkennen der eigenen Frühwarnzeichen und die Identifikation der noch offenen Sinneskanäle bei aktivierten dissoziativen Prozessen. Erst dann lassen sich darauf abgestimmte antidissoziative Skills einsetzen. Diese einzelnen Aspekte werden im folgenden Kapitel dargestellt.

## Was sind Dissoziationen?

Die Dissoziation ist keine eigenständige Erkrankung, sondern ein komplexer psychischer Schutzmechanismus, der irgendwann im Leben der Patientin wahrscheinlich sehr sinnvoll war. Ursächlich für die Dissoziation ist meist eine extreme Belastungssituation, in der sich der Organismus vor zu starkem Erleben schützen musste, um emotional zu überleben. Diese traumatischen Erfahrungen können Umweltkatastrophen, Kriegsereignisse, Unfälle, aber auch Gewalterfahrungen im familiären Rahmen oder sexueller Missbrauch durch enge Bezugspersonen sein. Bildhaft gesprochen kappt (dissoziiert) der Organismus dann das Kabel zum Gehirn, damit die Wahrnehmung nicht zu heftig wird.

**Merke**
Eine Dissoziation ist ein Schutzmechanismus vor extrem schmerzhaften und äußerst unangenehmen Gefühlen.

Auch im Tierreich kennt man diesen Mechanismus in vereinfachter Form, den »Totstellreflex«: Wenn eine Maus in akuter Lebensgefahr schwebt, weil eine Katze sie bedroht, fährt sie alle vegetativen Reaktionen auf einen Schlag herunter und stellt sich tot. Bestenfalls verliert die Katze das Interesse an ihrer Beute, läuft davon und das physische Überleben der Maus ist gesichert. Nach einer gewissen Zeit setzen die vegetativen Funktionen der Maus wieder ein und sie »erwacht« aus ihrer Starre.

Bei uns Menschen ist das Problem, dass sich die dissoziativen Phänomene im Lauf der Zeit verselbstständigen können und dann in zunehmend mehr stress-assoziierten Situationen auftreten. Unser Gehirn stellt eine Verknüpfung zwi-

---

3 »Diagnostic and Statistical Manual of Mental Disorders«, 5. Auflage. Das DSM ist das dominierende psychiatrische Klassifikationssystem in den USA.

schen Stress (Belastungserleben) und Dissoziieren als stressbedingter Reaktion her und »lernt« regelrecht, bei jeglicher Form von Stress zu dissoziieren und einen »Shutdown« des vegetativen Systems einzuleiten.

Diese Generalisierung eines ursprünglich situativ notwendigen Mechanismus kann sehr unangenehm sein und zu vielerlei schambesetzten Situationen führen. Eine Patientin, die im Vorstellungsgespräch sitzt, dissoziationsbedingt vor sich hin starrt und auf keine Frage mehr antwortet, wird den gewünschten Job sehr wahrscheinlich nicht bekommen. Eine andere Patientin gerät in der Stadt in eine für sie peinliche Situation, in der besorgte Mitmenschen den Notarzt rufen, weil die Patientin in einem Freezing-Zustand auf einer Bank sitzt und nicht mehr reagiert. Andere Patientinnen berichten, bei der Zugfahrt aufgrund eines dissoziativen Zustandes den Ausstiegsbahnhof verpasst zu haben und bis zur Endstation durchgefahren zu sein.

Eine weitere unangenehme Begleiterscheinung der Dissoziationen ist, dass viele Patientinnen oftmals keine genaue Erinnerung daran haben, was während dieses Zustandes mit ihnen passiert ist. Treten die dissoziationsbedingten Amnesien z. B. in Situationen auf, in denen es um körperliche Nähe geht, wird die Patientin vielleicht vermeiden, mit ihrem Freund oder ihrer Freundin alleine in einem Raum zu sein. Dies führt oft zu Partnerschaftskonflikten.

All diese Beispiele zeigen das Hauptproblem der dissoziativen Phänomene: In seiner Extremausprägung handelt es sich bei einer Dissoziation um einen hilflosen Zustand, der nicht mehr willentlich beeinflussbar ist. Die Dissoziation ist keine Strategie, die die Patientin in von ihr als unangenehm empfundenen Situationen kontrolliert und nach Belieben einsetzen kann. Sobald die Dynamik in Gang gekommen ist, geht die Eigenkontrolle verloren. Wer erstarrt, ist handlungsunfähig!

**Merke**
Wer rechtzeitig ins Handeln kommt und aktiv gegensteuert, erhöht die Wahrscheinlichkeit, aus der Dissoziation noch aussteigen zu können (bzw. gar nicht erst »einzusteigen«).

Was für jeden Veränderungsprozess in der DBT gilt, gilt auch hier: Ohne das Commitment der Patientin ist keine Arbeit an den dissoziativen Phänomenen möglich. Dabei sollte der Patientin verdeutlicht werden, worin eine besondere Herausforderung bei der Anwendung von antidissoziativen Skills liegt: »Die Dissoziation schützt Sie vor unangenehmen und schmerzhaften Gefühlen. In dem Moment, in dem Sie weniger dissoziieren, werden Sie mehr unangenehme Gefühle empfinden. Daher brauchen Sie anfangs wahrscheinlich Unterstützung, um zu lernen, mit diesen Gefühlen umzugehen.«

Eine weitere Herausforderung besteht darin, dass die Arbeit an antidissoziativen Strategien nur möglich ist, solange keine dissoziativen Zustände bestehen. Denn:

**Merke**
Im dissoziierten Zustand ist das Gehirn nicht lernfähig.

Neue Lernerfahrungen kann die Patientin nur in nicht-dissoziiertem Zustand machen. So verstanden wirken Dissoziationen therapiestörend; die Auflösung dissoziativer Zustände ist aber eine Voraussetzung dafür, therapeutisch sinnvoll arbeiten zu können.

Wenn eine Patientin sich z. B. nicht mehr an Inhalte aus der letzten Therapiesitzung erinnert, könnte das ein Hinweis darauf sein, dass sie währenddessen nicht nur unkonzentriert, sondern dissoziiert war. In der nächsten Therapiestunde könnte damit experimentiert werden, dass sich Patientin und Therapeutin zeitweise auf Wackelbretter stellen, weil Gleichgewichtsübungen antidissoziativ wirken. Hat die Patientin nach dieser Intervention die Therapieinhalte in der Folgezeit besser präsent, hat die antidissoziative Strategie gegriffen und das Gehirn war in der Lage, neue Inhalte aufzunehmen und zu lernen.

Da die dissoziativen Phänomene bei vielen Patientinnen automatisiert ablaufen, benötigen die meisten zu Beginn der therapeutischen Arbeit Unterstützung von außen und ein Signal der Therapeutin, um ins Handeln zu kommen. Nach und nach sollte die Patientin durch ausgiebiges Üben und Trainieren dahin kommen, die Skills eigenständig (und rechtzeitig!) anwenden zu können, um Selbstwirksamkeit und Selbstkontrolle zu erfahren.

**Die Ziele dieses Kapitels in der Übersicht**

- Die körperlichen Symptome und Ursachen für Dissoziationen kennen
- Die eigenen Frühwarnzeichen für dissoziative Phänomene kennen, um antidissoziative Skills frühzeitig und zielgerichtet einsetzen zu können
- Kennenlernen von Fertigkeiten zum raschen Unterbrechen und Auflösen dissoziativer Prozesse und Rückgewinnung der Kontrolle im Selbstmanagement
- Über ein deutliches Körperempfinden durch den Einsatz starker Reize von Sensorik, Motorik und Gleichgewichtssystem eine Ankerung im Hier und Jetzt erreichen (Fokussierung auf den Augenblick)
- Aktivität (Bewegung) statt Passivität (Erstarrung) zur Bahnung des Erlebens von Handlungskontrolle
- Die Aktivität kann die »Problemtrance« auflösen, d. h. die Handlung unterbricht das wie gebannte Festhängen in den eigenen kognitiven Grübelschleifen
- Sinnesbezogene Skills zur Unterbrechung der »Affektbrücke« einsetzen können

## 9.1 Der 5-Sinne-Test

Unsere fünf Sinne sind die Zugangskanäle zur Realität bzw. zu unserer Umwelt. Jeder Mensch hat dabei Sinne, die für ihn im Vordergrund stehen und mit denen er seine Umgebung bevorzugt wahrnimmt. Die Hypnotherapie geht davon aus, dass sich die Repräsentanz eines Sinnes im Gehirn auch im Sprachgebrauch eines Menschen niederschlägt. Ein Mensch, für den beispielsweise der kinästhetische Sinneskanal den hauptsächlichen Zugangsweg zur Realität bildet, würde vielleicht öfter die Redensart »Das fühlt sich nicht gut an« benutzen. Andere Beispiele: »Den kann ich nicht riechen!« – »Ich lasse von mir hören« – »Das schmeckt mir gar nicht!« – »Ich schaue mal vorbei«

Kennzeichen eines dissoziativen Prozesses ist, dass es zu einer zunehmenden Einschränkung der Realitätswahrnehmung über die fünf Sinne kommt. Man könnte auch davon sprechen, dass immer mehr Zugangskanäle »außer Betrieb« und nicht mehr durchlässig sind.

**Merke**
Wenn eine Patientin weiß, welche Zugangskanäle bei ihr unter hoher Anspannung und erhöhter Dissoziationsneigung noch offen sind, kann sie passende sinnesbezogene Skills einsetzen.

Wenn in der Dissoziation beispielsweise der kinästhetische Sinneskanal bei der Patientin nicht mehr durchlässig ist, macht es keinen Sinn, mit Skills wie Kühlelementen auf den Armen zu arbeiten, weil der sensorische Kältereiz das Gehirn gar nicht erreichen könnte. Schlimmstenfalls könnte sich die Patientin in der Situation einen Gefrierbrand an den Armen zuziehen, weil auch das Schmerzempfinden eingeschränkt sein kann (dissoziativ bedingte Analgesie).

Der 5-Sinne-Test ist als spielerischer Einstieg gedacht, um sich mit Zugangs- bzw. Wahrnehmungskanälen und sinnesbezogenen Skills zu beschäftigen. Er kann eine erste Orientierung zu den Hauptsinneskanälen der jeweiligen Patientin liefern. Der Test ist sowohl im Einzel- als auch im Gruppensetting anwendbar. Auch die Therapeutin macht mit.
**Material:** Für jede Patientin werden eine Kopie des Tests (▸ Tab. 9-1; ▸ auch Online-Material zu diesem Buch) und ein Stift benötigt. Jede Patientin erhält einen Stift. Die Kopie wird mit der bedruckten Seite nach unten und dem Hinweis »Nicht spicken!« ausgeteilt.

## Übung

Bevor (!) das Blatt umgedreht wird, erhalten die Patientinnen folgende Instruktionen:

- Wenn ich Ihnen das Kommando gebe, drehen Sie den Zettel um.
- In der oberen Zeile stehen von links nach rechts die fünf Sinne. Auf der linken Seite stehen verschiedene Begriffe.
- Jetzt gleich, nach dem Umdrehen des Zettels, lesen Sie nacheinander die Begriffe und ordnen jeden Begriff sofort einem der fünf Sinne zu. Machen Sie dafür jeweils ein Kreuz in das entsprechende Feld. Überlegen Sie nicht lange, sondern entscheiden Sie spontan und aus dem Bauch heraus.
- Drehen Sie den Zettel jetzt um.

Der Test sollte nicht länger als zwei Minuten dauern.
Im Anschluss zählt die Patientin die gemachten Kreuze: »In welcher Spalte/bei welchem Sinn haben Sie die meisten Kreuze? Wo haben Sie keine oder nur wenige Kreuze?«
Meist findet ein lebhafter Austausch unter den Patientinnen über die Testergebnisse statt.

**Tab. 9-1** Der 5-Sinne-Test: Was ist Ihr Hauptwahrnehmungskanal?

| | Ich sehe (visuell) | Ich höre (auditiv) | Ich spüre (kinästhetisch) | Ich rieche (olfaktorisch) | Ich schmecke (gustatorisch) |
|---|---|---|---|---|---|
| Frisches Brot | | | | | |
| Kerze | | | | | |
| Telefon | | | | | |
| Autobahn | | | | | |
| Mozart | | | | | |
| Tauben | | | | | |
| Sonntag | | | | | |
| Pferd | | | | | |
| Rose | | | | | |
| Alufolie | | | | | |
| Dämmerung | | | | | |
| Wäscherei | | | | | |
| Schule | | | | | |
| Zahnpasta | | | | | |
| Theater | | | | | |
| Neujahr | | | | | |
| Spargel | | | | | |
| Holzhacken | | | | | |
| Sonnen-untergang | | | | | |

Einige Aspekte können bei der Auswertung der Testergebnisse näher in den Blick genommen werden:

- Passt der Inhalt meines Notfallkoffers zum Testergebnis? Für eine Patientin, die beispielsweise viele Kreuze beim olfaktorischen Sinneskanal (Riechen) hat, in deren Notfallkoffer sich aber nur Skills für andere Sinneskanäle finden, könnte dies ein Hinweis sein, dass der Notfallkoffer modifiziert werden muss.
- Viele Kreuze bei einem bestimmten Sinneskanal könnten darauf hindeuten, dass es sich um den Hauptwahrnehmungskanal der Patientin handelt, der

möglicherweise auch bei einem dissoziativen Prozess oder unter hoher Anspannung noch offen ist. Sinnesbezogene Skills sollten dann auf diesen Wahrnehmungskanal abgestimmt sein.

- Hat eine Patientin bei einem Sinneskanal keine oder nur wenige Kreuze, könnte dies ein Hinweis darauf sein, dass sie diesen Sinn mehr trainieren und miteinbeziehen könnte.
- Auch wenn eine Patientin feststellt, dass die Testergebnisse nicht zu ihren Erfahrungswerten passen, hat sie sich zumindest mit der Thematik auseinandergesetzt.

## 9.2 Frühwarnzeichen der Dissoziation

Menschen mit Epilepsie verspüren meist eine sog. Aura, bevor ein epileptischer Anfall einsetzt. Nehmen die Betroffenen diese Aura wahr, können sie ggf. noch medikamentös intervenieren oder sich zumindest auf den Boden legen, um sich vor schweren Verletzungen zu schützen. Auch bei Dissoziationen gibt es solche Frühwarnzeichen, die bei jeder Patientin anders sind.

**Merke**
Die eigenen Frühwarnzeichen zu kennen ist die Voraussetzung dafür, antidissoziative Skills rechtzeitig und zielgerichtet einsetzen zu können.

Um die eigenen Frühwarnzeichen zu identifizieren, kann sich die Patientin an den oben genannten Symptomkategorien orientieren. Zum Beispiel könnte eine Patientin folgenden Ablauf schildern: »Es fängt immer mit Kribbeln in den Füßen an. Irgendwann spüre ich meine Füße nicht mehr. Dieses komische Gefühl steigt immer mehr nach oben. Ich fühle mich seltsam, wie im falschen Film, und nehme alles wie in einem Tunnel wahr. Irgendwann bin ich wie eingefroren und kann nicht mehr reden und mich nicht mehr bewegen.«

Die von der Patientin geschilderte Symptomatik beginnt mit einem sensorischen Phänomen, einem Missempfinden im Bereich der Füße. Insofern wäre ein entgegengesetzter, antidissoziativer Skill, dass die Patientin z. B. mit den Füßen auf den Boden stampft und anschließend die Fußgelenke durchbewegt. Um zu verhindern, dass das »komische Gefühl« nach oben steigt und sie in einen Freezing-Zustand gerät, könnte sie ihre Haltung ändern und umherlaufen. Um der Einengung der Wahrnehmung (Tunnelblick) entgegenzuwirken, könnte die Patientin dann noch ans Fenster gehen, nach draußen schauen und Bäume oder Wolken zählen. Eventuell genügt das anfängliche Aufstampfen aber auch schon, um die dissoziativen Prozesse zu unterbrechen und aufzulösen.

Bei einer anderen Patientin beginnt die Dissoziationsdynamik damit, dass sich ihr Kopf nach unten neigt und der Blick wie magnetisch vom Boden angezogen wird. Dieser motorischen Symptomatik könnte sie auf Skillsebene damit begegnen, ihre Körperhaltung zu ändern, aufzustehen und einen Ball über Blickhöhe von einer Hand in die andere zu werfen. Dabei sollten ihre Augen dem Flug des Balles folgen.

**Merke**
Das Prinzip ist immer das Gleiche: Die dissoziativen Frühwarnzeichen wahrnehmen, ernst nehmen und ins Handeln kommen. Die Devise lautet: Bewegen statt Erstarren!

Unserer Erfahrung nach dissoziiert nur ein geringer Prozentsatz der Patientinnen bei »Unterspannung«, d. h. wenn sie zur Ruhe kommen, wenn zu wenige Reize da sind, wenn nichts los ist. Etwa 90 % der Dissoziationen gehen mit erhöhter Anspannung einher.

**Merke**
Je höher die Anspannung, desto höher die Wahrscheinlichkeit zu dissoziieren.

Deshalb ist es wichtig, dass die Patientin nicht nur ihre Frühwarnzeichen für Dissoziation, sondern auch ihre Frühwarnzeichen für steigende Anspannungszustände kennt. Nimmt die Patientin eine steigende Anspannung wahr, kann sie mit Skills zur Spannungsregulation ggf. rechtzeitig gegensteuern, bevor damit einhergehende dissoziative Prozesse starten.

Dazu noch eine Bemerkung: Ein hoher Anspannungszustand ist für die Patientin extrem unangenehm, doch ist sie meistens noch handlungsfähig. Bei einer ausgeprägten Dissoziation hingegen erstarrt die Patientin und ist nicht mehr in der Lage, sich eigenständig aus diesem Zustand zu befreien. Insofern gilt es, bei dissoziativen Phänomenen noch schneller gegenzusteuern als bei Anspannungszuständen.

Neben dem Frühwarnsystem gibt es einen weiteren Ansatzpunkt für die Arbeit an Dissoziationen. Vielleicht existieren bei der Patientin wiederkehrende typische Situationen, in denen wie automatisiert dissoziative Prozesse starten. Erfahrungsgemäß sind dies schambesetzte und emotional aversiv erlebte soziale Situationen. Auch hier dient die Dissoziation als Schutz vor unangenehmen Gefühlen.

So könnte es sein, dass die Patientin jedes Mal in einen dissoziativen Zustand gerät, wenn sie sich in einer Gruppensituation befindet (z. B. beim Flamenco). Würde man sich das Verhalten mit ihr im Nachhinein anschauen, würde sie vielleicht sagen: »Ich merke in der Turnhalle, dass ich von allen angeschaut werde. Und dann bin ich irgendwann weggetreten.«

Nicht wenige Patientinnen versuchen, die scham- und dissoziationsauslösenden Situationen zu vermeiden. Dieser Lösungsansatz kann als Selbstschutzversuch validiert werden. Gleichzeitig gilt es, der Patientin zu verdeutlichen, dass Vermeiden auf längere Sicht gesehen keine zielführende Strategie ist, weil das Problem in neuem Gewand wiederkommen würde. Es wäre dann vielleicht nicht die Turnhalle, aber die Warteschlange im Supermarkt oder das gemeinsame Essen mit den Arbeitskollegen, bei dem die dissoziativen Prozesse starten.

Wenn der Patientin ihre typischen Situationen für dissoziative Zustände bewusst sind, kann sie diese dafür nutzen, neue Erfahrungen zu machen. Voraussetzung dafür ist, die Situation nicht zu vermeiden und in der Situation nicht zu dissoziieren. Dafür benötigt die Patientin Handwerkszeug wie z. B. Atemübungen (▶ Kap. 11) oder das Einnehmen der Metaebene (▶ Kap. 14.2.5 »Mentale Gedankenstopps«). Ziel ist das Erleben von Kontrolle und Selbstwirksamkeit in einer von der Patientin als emotional aversiv erlebten Situation.

## 9.3 Körperbezogene Skills für das Selbstmanagement dissoziativer Prozesse

Antidissoziative Skills sind Fertigkeiten, die einen dissoziativen Prozess auf funktionale Weise unterbrechen, um Realitätsbezug und Selbstkontrolle wiederherzustellen. Wie bei allen Skills meint »funktional« in diesem Zusammenhang, dass die Fertigkeit kurzfristig wirksam *und* langfristig nicht schädlich ist. Nach dieser Definition wäre beispielsweise eine Selbstverletzung nicht als Skill zu werten, auch wenn mit dieser ein dissoziativer Prozess möglicherweise effektiv und rasch unterbrochen werden kann.

Früher haben wir zwischen Stresstoleranz- und antidissoziativen Skills stärker differenziert. Da aber in geschätzten 90 % der Fälle dissoziative Phänomene mit hohen Anspannungszuständen einhergehen, hat sich diese strikte Unterteilung als wenig zielführend erwiesen. Heute gilt: Jede Fertigkeit, die unter der oben genannten Prämisse hilft, die Dissoziation aufzulösen, zählt als antidissoziativer Skill. Insofern kann auch ein Skill zur Spannungsregulation (z. B. »Die übergekreuzte Koordination«; ▶ Kap. 8.2.2) antidissoziativ eingesetzt werden.

Aus formalen Gründen haben wir die beiden Skillskategorien »Stresstoleranz« und »antidissoziativ« im Buch dennoch unterteilt. Das Kapitel zu den Stresstoleranz-Skills (▶ Kap. 8) enthält vorwiegend körperbezogene Übungen mit dem Schwerpunkt auf dem Bewegungsaspekt (»Bewegung statt Anspannung«). Dieses Kapitel zu den antidissoziativen Skills enthält Fertigkeiten, die mehr auf starke sensorische Reize, motorisch anspruchsvolle Koordination, Gleichgewicht, Haltungsveränderung und den Einsatz von Augenbewegungen abzielen.

**Merke**
Die Hauptsache ist, dass die Patientin ins *Handeln* kommt, den Skill anwendet und dieser dadurch seine Wirkung entfalten kann, getreu dem grundlegenden Motto: Bewegen statt Erstarren!

Bei sensorischen Dissoziationsphänomenen können starke sensorische oder auch taktile Reize eingesetzt werden. Diese können z. B. darin bestehen, kaltes Wasser über die Unterarme laufen zu lassen, einen Igelball auf Armen und Beinen abzurollen oder einen Kronkorken in den Händen zu kneten. Bei motorischem Erstarren geht es darum, in Bewegung zu kommen, die Haltung zu verändern, die

Gelenke zu bewegen, mit den Fußzehen zu wackeln, den »Elefant« zu machen (Beschreibung des Skills ▶ Abschn. 9.3.5). Bei psychogenen Dissoziationssymptomen ist die Anwendung sinnesbezogener Skills und Bewegung das Mittel der Wahl, denn:

**Merke**
**Sich zu bewegen schafft eine veränderte Wahrnehmung und kann den Realitätsbezug durch die Orientierung im Außen wieder herstellen.**

Dazu gehört auch der Einsatz rascher Augenbewegungen wie beim Skill »Trippel-Dreh« oder beim Werfen eines Balles über Blickhöhe (▶ Abschn. 9.3.2).

Im Folgenden werden praxisbewährte körperbezogene antidissoziative Skills vorgestellt. Werden sie im Rahmen der Einzel- oder Gruppentherapie an die Patientinnen vermittelt, sei noch einmal an den Grundsatz erinnert: Beim Vermitteln der Skills macht die Therapeutin alle Übungen mit und kann der Patientin eigene Körperreaktionen und eigene körperliche Grenzen mitteilen.

Das eigene Dissoziationsmuster bzw. die bereits beschriebenen Frühwarnzeichen (▶ Abschn. 9.2) können eine Orientierung sein, um die eigenen individuellen antidissoziativen Skills zu finden. Die Übungsdosierung ist individuell, soll jedoch so konkret wie möglich festgelegt werden, z. B. durch Angabe der Anzahl der Wiederholungen oder der Übungsdauer in Minuten.

Die Übung muss automatisiert ablaufen, um im Krisenfall schnell und zuverlässig abrufbar zu sein. In der DBT gibt es dafür eine griffige Metapher: Die Feuerwehr übt auch nicht erst, wenn es schon brennt! Übertragen auf das Selbstmanagement dissoziativer Phänomene heißt das, dass die Abläufe so oft trainiert werden sollten, bis sie in Fleisch und Blut übergegangen sind.

Werden für den jeweiligen Skill Materialien benötigt, sollten diese immer griffbereit sein. Deshalb sollten die Patientinnen ihre individuell wirksamen Skills in einem Notfallkoffer verankern, den sie stets dabei haben. Ein Notfallkoffer, der zu Hause auf dem Nachttisch liegt, ist für eine Krisensituation in der Straßenbahn wenig hilfreich. Auch dafür gibt es eine einprägsame Metapher, die an ein afrikanisches Sprichwort angelehnt ist: Wasser in der Ferne kann kein Feuer in der Nähe löschen!

### 9.3.1 Gleichgewichtsübungen

**Effekte der Skills:**

1. Alle Gleichgewichtsübungen sind als antidissoziative Skills anwendbar. Die Aufmerksamkeit wird durch die Konzentration auf das Tun ins Hier und Jetzt gebracht und der Realitätsbezug wieder hergestellt. Die Orientierung im Außen mit den Augen, um den Gleichgewichtssinn zu unterstützen, wirkt zusätzlich antidissoziativ.

2. Physiologisch kommt es bei den Gleichgewichtsübungen zu einer Aktivierung der Tiefenpropriozeptoren und zu einem starken Muskelreiz am Musculus quadriceps des Standbeins.

**Hinweise:**
1. Durch die Irritierung des Gleichgewichtsorgans im Innenohr können die Übungen leichten Schwindel verursachen.
2. Ist der Einbeinstand zu herausfordernd und muss das Spielbein immer wieder am Boden abgesetzt werden, kann man sich mit einer Hand an einer Stuhllehne oder der Wand abstützen.
3. Auch in öffentlichen Situationen wie z. B. bei der Fahrt mit der Straßenbahn oder beim Warten in der Supermarktschlange kann unauffällig ein gleichgewichtsherausfordernder Einbeinstand eingenommen werden, um Dissoziationen entgegenzuwirken.

### Die liegende 8

**Material:** Ggf. Stuhllehne zum Abstützen.
**Ausgangsstellung:** Stand.

### Übung

- Stellen Sie sich auf das linke Bein und stützen Sie Ihre Hände in der Taille ab.
- Ihr gegenseitiges rechtes Bein (das »Spielbein«) schreibt eine liegende 8 in die Luft. Ihre Augen sind dabei offen und Ihr Blick ist nach vorne gerichtet. Atmen Sie weiter.
- Ändern Sie nach fünf bis sechs Durchgängen die Richtung, in der Sie die liegende 8 schreiben.
- Wechseln Sie Stand- und Spielbein und schreiben Sie die liegende 8 nun mit dem linken Bein in die Luft. Ihr Blick ist nach vorne gerichtet, die Atmung fließt weiter.
- Richtungswechsel: Ändern Sie die Richtung, in der Sie die liegende 8 schreiben.
- Machen Sie fünf bis sechs Durchgänge.

### Der Storch

**Material:** Ggf. Stuhllehne zum Abstützen.
**Ausgangsstellung:** Stand. Die Knie sind deblockiert.

## Übung

- Stellen Sie sich auf das linke Bein. Das rechte Bein ist leicht angewinkelt und die rechte Fußsohle ruht auf der Innenseite des Standbeins. Stützen Sie Ihre Hände in der Taille ab. Der Blick geht nach vorne (▸ Abb. 9-1).

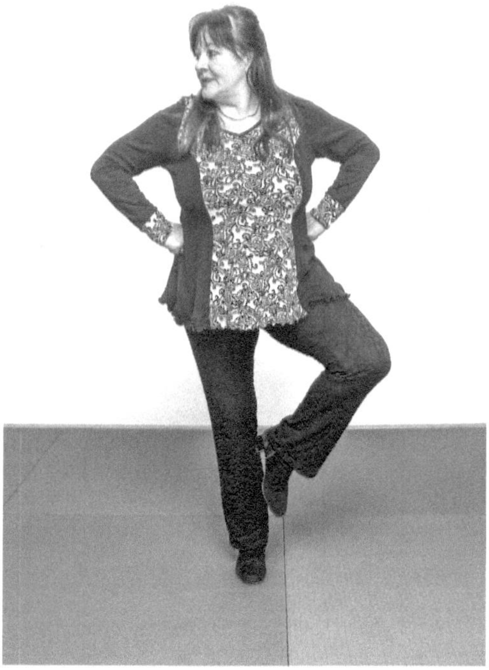

**Abb. 9-1**

- Stellen Sie sich vor, sie hätten statt der Nase einen langen Storchenschnabel. Drehen Sie Ihren Kopf langsam nach rechts, bis der »Schnabel« über die rechte Schulter ragt. Ihre Augen folgen dabei der Drehrichtung.
- Drehen Sie den Kopf anschließend langsam nach links, bis der »Schnabel« über die linke Schulter ragt.
- Und drehen Sie den Kopf wieder langsam nach rechts. Machen Sie die ganze Übung fünf- bis sechsmal.
- Wechseln Sie das Standbein und machen Sie die Übung erneut fünf- bis sechsmal.

## 9.3.2 Koordinativ anspruchsvolle Übungen

### Trippel-Dreh

**Material:** Keines.
**Ausgangsstellung:** Hüftbreiter Stand. Die Arme sind in Schulterhöhe nach vorne ausgestreckt (▶ Abb. 9-2).

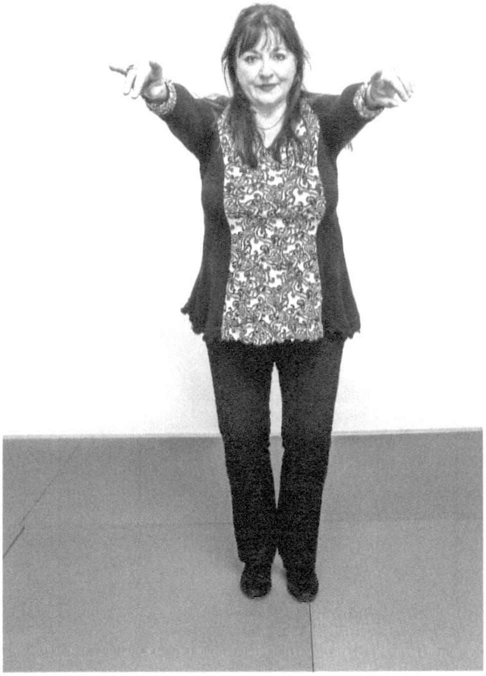

**Abb. 9-2**

### Übung

- Machen Sie schnelle Trippelbewegungen mit den Füßen auf der Stelle, so als wollten Sie losrennen, aber kämen nicht vom Fleck. Das Gewicht ist dabei vor allem auf dem Vorfuß.
- Drehen Sie Ihren Oberkörper mit den gestreckten Armen locker nach rechts. Der Kopf dreht dabei mit. Die Augen folgen der Drehrichtung. Trippeln Sie während des Drehens weiter auf der Stelle (▶ Abb. 9-3).

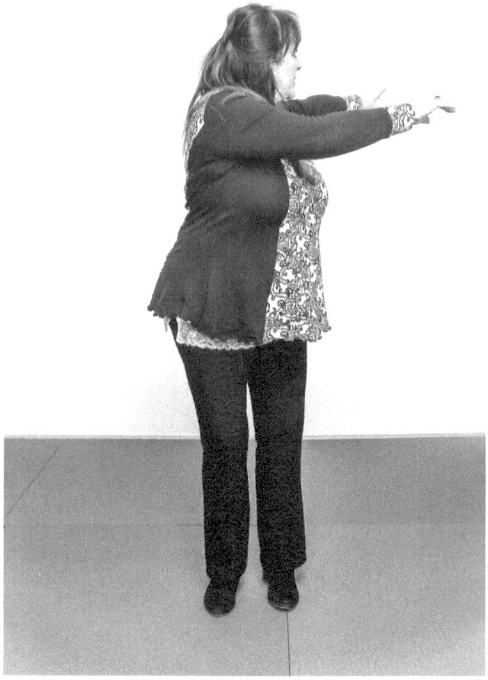

Abb. 9-3

- Drehen Sie Ihren Oberkörper mit den gestreckten Armen nun locker nach links. Der Kopf dreht sich mit und die Augen folgen der Drehrichtung.
- Und wieder nach rechts drehen.
- Weiteratmen nicht vergessen.
- Trippeln und Drehen Sie ca. zwei Minuten lang.

**Hinweise:**
1. Die Übung kann leichten Schwindel verursachen.
2. Die Übung ist sehr anstrengend und ihre Durchführungsdauer vom individuellen Fitnesszustand abhängig. Eventuell kann zwischendurch kurz pausiert und dann ein weiterer Trippel-Dreh-Durchgang gemacht werden.

**Effekte des Skills:**
1. Es handelt sich um eine koordinativ komplexe Übung mit Beteiligung des Gleichgewichtsorgans, die antidissoziativen Freezing-Zuständen entgegenwirkt. Auch die häufigen Augenbewegungen zur Orientierung im Raum wirken antidissoziativ.

2. Die motorische Aktivierung und die deutliche Veränderung der Vitalparameter (Erhöhung von Atem- und Herzfrequenz) können Anspannungszustände reduzieren. Das vegetative Nervensystem ist durch die Bewegung aktiviert, Stresshormone werden abgebaut.

## Ball an die Wand

**Material:** Tennisball, Gummiball oder »Ball an der Schnur«; eine Wand und genügend Platz.
**Ausgangsstellung:** Stand, ca. ein bis zwei Meter von der Wand entfernt.

### Übung

- Der Ball wird gegen die Wand geworfen und entweder direkt wieder gefangen oder nachdem er einmal Bodenkontakt hatte.
- Je nach individueller Koordinationsfähigkeit wird der Ball mit der rechten oder der linken Hand geworfen und gefangen oder im Wechsel, d. h. mit rechts werfen und mit links fangen und umgekehrt.
- Die Übung sollte ca. ein bis fünf Minuten durchgeführt werden bzw. es sollte eine bestimmte Anzahl von Würfen gemacht werden (ca. 50), die in Gedanken mitgezählt werden können.
- Man kann Varianten ausprobieren, z. B. Bälle unterschiedlichen Materials oder unterschiedlicher Größe verwenden oder die Entfernung von der Wand variieren.

**Hinweise:**
1. Die Übung erfordert eine dynamische und koordinativ anspruchsvolle Muskelaktivität aufgrund des gezielten Werfens und Fangens.
2. Nicht geeignet für Patientinnen, die untrainiert im Umgang mit Bällen sind. Die Übung soll keinen zusätzlichen Stress produzieren!
3. Die Übung ist nicht unbedingt mietwohnungstauglich. Wenn sich Nachbarn oder Mitbewohner am Lärm stören, kann die Übung mit einem weicheren Softball durchgeführt werden.

**Effekte des Skills:**
1. Die Reaktionsfähigkeit ist gefordert, das Aufmerksamkeitslevel hoch. Da die Patientin in die Außenorientierung kommt und sich reaktiv auf den Ball konzentriert, ist sie in der Realität. Dissoziative Prozesse können dadurch wirkungsvoll unterbrochen und aufgelöst werden.
2. Die Übung erfordert viele Augenbewegungen und hat auch dadurch einen antidissoziativen Effekt.
3. Es kommt zu einer Atemvertiefung und einer Stoffwechselsteigerung.

### 9.3.3 Übungen mit starken sensorischen Reizen/Schmerzreizen

#### Antidissoziative Druckpunkte

**Material:** Keines.

#### Übung

Bei dieser Übung werden klar umrissene Schmerzpunkte des Körpers durch gezielten Druck ca. eine Minute lang gereizt. Aus der folgenden Aufzählung konkreter Schmerzpunkte kann die Patientin sich den für sie effektivsten aussuchen.

- Die »Schwimmhäute« zwischen den Fingern oder den Fußzehen mit deutlichem Druck von Daumen und Zeigefinger »ausziehen«.
- Punktueller Druck mit den Daumen am Massetermuskel.
  Der Muskel befindet sich zwischen Ober- und Unterkiefer. Der Muskelbauch wird durch kurzes Zusammenbeißen der Zähne im Bereich nahe der Schläfen tastbar. Vor dem punktuellen Druck mit den Daumen werden die Zähne wieder gelöst und die Kiefermuskulatur entspannt.
- Punktueller Druck am Thenarmuskel mit dem Zangengriff.
  Der Muskel befindet sich zwischen Daumen und Zeigefinger. Der Muskelbauch wird durch Anpressen des Daumens an die Handinnenseite erkennbar und tastbar. Vor dem punktuellen Druckaufbau wird der Daumen wieder gelöst und der Thenarmuskel entspannt. Der Druck wird mit Daumen und Zeigefinger der gegenseitigen Hand ausgeführt, die wie eine Zange von oben und unten in den Muskel drücken (▸ auch die Übung »Akupressurpunkt drücken« in Kap. 10.6).

**Hinweis:** Während der Reizung der Schmerzpunkte sollte ruhig weitergeatmet werden.
**Effekt des Skills:** Die Schmerzreize ankern die Wahrnehmung im Hier und Jetzt und können dissoziativen Phänomenen entgegenwirken.

#### Über's Stöckchen laufen

**Material:** Ein ca. 25–30 cm langer und glatter Holzstab aus dem Baumarkt, der einen Durchmesser von ca. 2 cm hat. Ein Besenstiel ist auch möglich (aber ohne anmontierten Besen).
**Ausgangsstellung:** Stand. Die Übung wird ohne Schuhe durchgeführt.

## Übung

- Legen Sie den Stock quer vor sich auf den Boden (► Abb. 9-4).

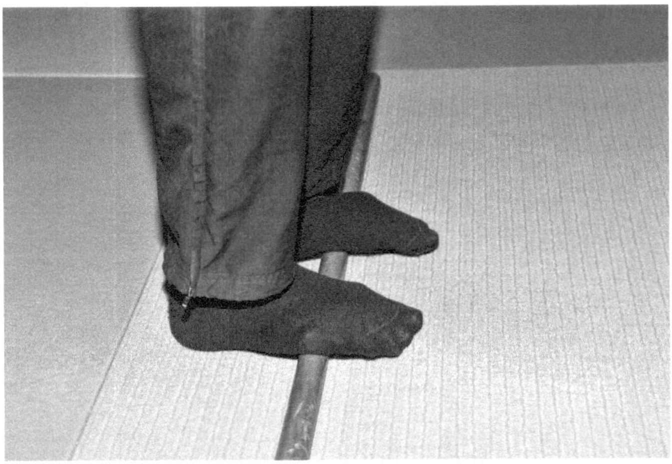

Abb. 9-4

- Laufen Sie langsam, Zentimeter für Zentimeter, über den Stock. Beginnen Sie bei den Zehen und schließen Sie auch die Fersen mit ein.
- Atmen Sie währenddessen ruhig weiter.
- Wiederholen Sie die Übung zwei- bis dreimal.

**Hinweis:** Während der Übung sollte der Blick nicht nach unten zum Boden hin gelenkt werden. Der Blick nach unten könnte eine dissoziative Symptomatik verstärken.

**Effekte des Skills:**
1. Der starke sensorische Reiz (evtl. auch Schmerzreiz) sorgt dafür, die eigenen Füße und Beine wieder zu spüren. Beginnende dissoziative Phänomene können dadurch aufgelöst werden.
2. Der Skill ist zugleich eine Gleichgewichtsübung und hat auch dadurch einen antidissoziativen Effekt.

### Der unsichtbare Stuhl

**Material:** Stabile Wand.
**Ausgangsstellung:** Hüftbreiter Stand an einer Wand. Die Füße stehen ca. 30 cm von der Wand entfernt.

## Übung

- Lehnen Sie Ihren Rücken an die Wand (▶ Abb. 9-5).

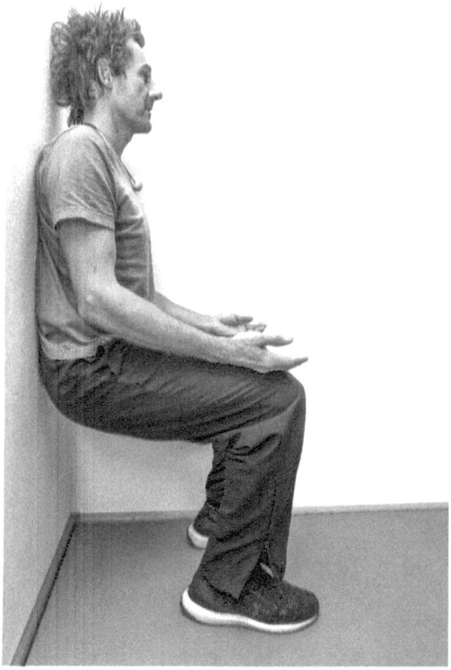

Abb. 9-5

- Rutschen Sie mit dem Rücken langsam an der Wand nach unten, bis sich der Fuß zum Unterschenkel und der Oberschenkel zum Oberkörper in einem ungefähren 90-Grad-Winkel zueinander befinden. Die Füße sollten flächigen Bodenkontakt haben. Es sieht dann so aus, als ob Sie auf einem unsichtbaren Stuhl sitzen würden.
- Legen Sie die Hände auf den Oberschenkeln ab, ohne dass Sie sich abstützen.
- Ihre Atmung fließt weiter.
- Versuchen Sie, die Position mindestens eine Minute lang zu halten. Sie werden nach kurzer Zeit ein deutliches Brennen in der Oberschenkelmuskulatur spüren. Nehmen Sie dieses wahr und atmen Sie weiter.

**Hinweise:**

1. Dies ist kein geeigneter Skill bei Knie- oder Sprunggelenksproblemen!
2. Ggf. muss man die Füße noch »nachjustieren« und weiter von der Wand wegstellen, um die 90-Grad-Winkel in Hüft- und Fußgelenken zu erreichen. Die Füße sollten während der Übung flächigen Bodenkontakt haben.
3. Der gesamte Rücken sollte während der Übung Kontakt zur Wand haben.

4. Der Skill sollte nur mit rutschfesten Schuhen oder barfuß durchgeführt werden, um nicht nach vorne wegzurutschen.
5. Der Skill sollte nicht an einer Tür durchgeführt werden, die nach außen hin überraschend geöffnet werden könnte.
6. Die Übung kann mit Hirn-Flic-Flacs kombiniert werden (z. B. von einer beliebigen dreistelligen Zahl in 7er-Schritten rückwärts zählen).

**Effekte des Skills:** Der Schmerzreiz in der Oberschenkelmuskulatur vermittelt Realität und wirkt antidissoziativ. Außerdem erfolgt ein Spannungsabbau durch Muskelaktivität (Haltearbeit), insbesondere der Oberschenkelmuskulatur, des Quadrizeps.

## Zehenstände (»Wadenbeißer«)

**Material:** Keines.
**Ausgangsstellung:** Hüftbreiter Stand. Knie sind deblockiert.

### Übung

- Lassen Sie Ihre Arme locker an den Seiten herunterhängen (▸ Abb. 9-6).

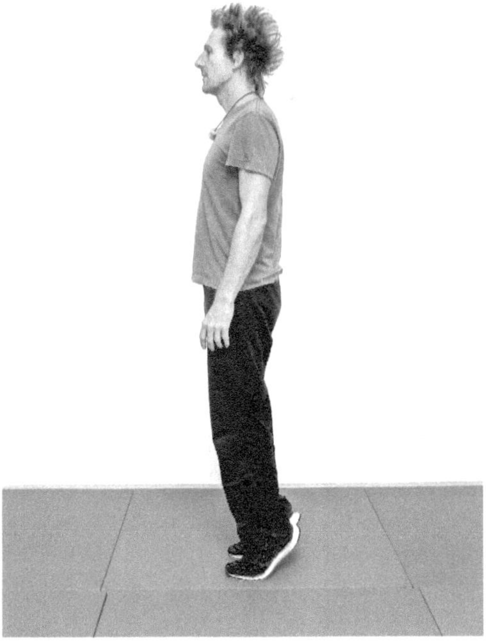

Abb. 9-6

- Ziehen Sie Ihre Fersen langsam nach oben, bis Sie nur noch auf den Fußzehen stehen. Senken Sie die Fersen dann langsam wieder ab, bis sie ca. 1 cm über dem Boden sind. Atmen Sie währenddessen weiter.
- Gehen Sie erneut langsam in den Zehenstand.
- Machen Sie nach Möglichkeit dreimal zehn Durchgänge.

**Variante**

- Gehen Sie beim Einatmen langsam in den Zehenstand. Nehmen Sie dabei gleichzeitig die Arme gestreckt vor dem Körper in Richtung Decke. Der Blick folgt den Händen. Dies führt zu einer starken Aktivierung des Gleichgewichts.
- Gehen Sie beim Ausatmen zurück in die Ausgangsstellung.
- Synchronisieren Sie Atmung und Bewegung in Ihrem individuellen Atemrhythmus.

**Hinweise:**
1. Bei Gleichgewichtsproblemen kann die Übung in der Nähe einer Wand ausgeführt werden, um sich ggf. abstützen zu können.
2. Je langsamer die Zehenstände ausgeführt werden, desto anstrengender und wirkungsvoller ist die Übung aufgrund der exzentrischen Muskelaktivität, d. h. in diesem Fall durch das gebremste Absenken der Fersen Richtung Boden.
3. Durch die intensive Muskelarbeit (Muskelpumpe der Wade) kann es zu einem ischämischen Schmerz in der Wadenmuskulatur kommen, der die Orientierung auf die Gegenwart lenkt. Dieser bei Zehenständen typische Schmerzreiz hat dem Skill auch seinen Namen gegeben (»Wadenbeißer«).
4. Am Folgetag könnte Muskelkater in der Wadenmuskulatur spürbar sein.

**Effekte des Skills:**
1. Die durch die Übung bewirkte Aktivierung der Oberflächen- und Tiefenrezeptoren und des Gleichgewichtsorgans kann zum Auflösen dissoziativer Phänomene beitragen.
2. Durch die Muskelaktivität werden Stresshormone »abgearbeitet« und Anspannungszustände können reduziert werden.

### 9.3.4 Übungen mit weniger intensiven sensorischen Reizen

#### Körper abklopfen

**Material:** Stuhl oder Hocker.
**Ausgangsstellung:** Stand.

## Übung

- Stellen Sie einen Fuß auf der Sitzfläche des Hockers oder des Stuhles ab (▸ Abb. 9-7).

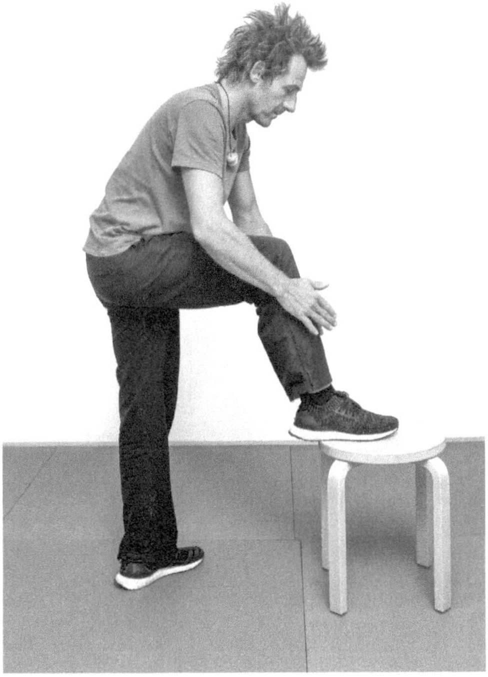

**Abb. 9-7**

- Klopfen Sie den Fußrücken mit beiden Handflächen kräftig und deutlich spürbar ab. Wandern Sie mit den klopfenden Händen dann langsam weiter nach oben zum Schienbein, zum Knie, zum Oberschenkel. Klopfen Sie dann die Rückseite des Oberschenkels ab und wandern Sie langsam mit den klopfenden Händen nach unten bis zu den Fersen.
- Klopfen Sie auch das andere Bein auf die beschriebene Weise ab.
- Stellen Sie sich aufrecht auf beide Füße. Trommeln Sie Ihren Bauch mit den Handflächen vorsichtig ab.
- Trommeln Sie mit lockeren Fäusten auf das Brustbein (»King-Kong-Pose«).
- Klopfen Sie mit der rechten Handfläche den linken Arm ab, von der Schulter bis hinunter zu den Fingern.
- Klopfen Sie mit der linken Handfläche den rechten Arm ab, wieder von der Schulter bis hinunter zu den Fingern.
- Trommeln Sie mit den Fingerkuppen beider Hände sanft über Ihr ganzes Gesicht und über den Kopf.

**Effekte des Skills:**

1. Die Oberflächen- und Tiefenpropriozeptoren werden stimuliert und aktiviert. Die starken sensorischen Reize vermitteln Realität und wirken antidissoziativ.
2. Es kommt zu einer Durchblutungssteigerung der bearbeiteten Region. Die Armaktivität beim trommelnden Abklopfen ist anstrengend und sorgt für eine Atemvertiefung.
3. Die Aktivierung des Körpers verändert sofort die gesamte Physiologie (Atmung, Herzfrequenz, Muskeltonus etc.) und die neurosensorische Verarbeitung.

### Stampfen

**Material:** Keines.
**Ausgangsstellung:** Hüftbreiter Stand. Die Knie sind deblockiert.

#### Übung

- Stampfen Sie schnell wechselseitig mit den Füßen auf den Boden. Die Betonung liegt dabei auf dem Stampfen mit den Fersen. Halten Sie den Oberkörper dabei möglichst aufrecht.
- Ihre Atmung fließt währenddessen weiter.
- Machen Sie Übung so lange, bis die Fußsohlen deutlich spürbar erwärmt sind. Meistens ist dies nach ca. einer Minute der Fall.

**Hinweis:** Kein geeigneter Skill bei Gelenkverletzungen (speziell in Knie- und Sprunggelenk).

**Effekte des Skills:**

1. Das Stampfen ist ein starker sensorischer und muskulärer Reiz und kann dissoziativen Phänomenen entgegenwirken.
2. Die Übung führt zu einer Durchblutungssteigerung, Stoffwechselanregung und Atemvertiefung. Auch Anspannungszustände können dadurch reduziert werden.
3. Aktivierung der Tiefenrezeptoren (Stellrezeptoren).

### Tennisball-Eigenmassage

**Material:** Tennisball.
**Ausgangsstellung:** Stand an einer Wand.

## Übungen

- Klemmen Sie den Tennisball ungefähr auf Höhe der Schultern zwischen Rücken und Wand ein (▸ Abb. 9-8). Rollen Sie den Ball auf der Rückenmuskulatur hin und her, indem Sie den Oberkörper bewegen. Bleiben Sie immer auf der Muskulatur und üben Sie keinen Druck auf die Wirbelsäule aus!

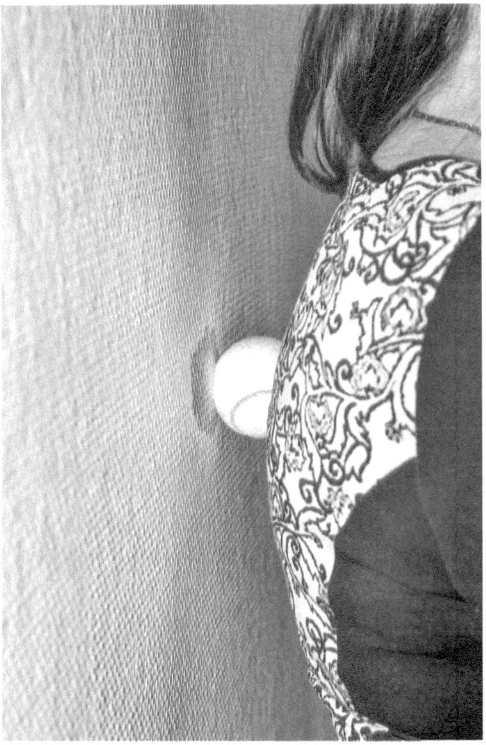

**Abb. 9-8**

- Je weiter Sie mit den Füßen nach vorne wandern, desto stärker ist der Druck des Balls auf die Rückenmuskulatur.
- Wenn Sie einen »Triggerpunkt« spüren (d. h. eine punktuell schmerzhafte Stelle), geben Sie mit dem Ball ca. eine Minute lang Druck darauf. Der Schmerz wird dadurch häufig schwächer oder verschwindet ganz. Tiefes Hinatmen in die Stelle verstärkt die Dehnung von innen.
- Führen Sie die Eigenmassage mindestens fünf Minuten lang durch.
- Sie können den Ball auch mit der Hand auf schmerzhafte Muskeln anderer Körperpartien drücken.

**Hinweise:**
1. Das Abschwächen des Schmerzempfindens am Triggerpunkt läuft über einen Reflexbogen: Der Muskel »meldet« dem Gehirn die Stelle als schmerzhaft zurück. Das Gehirn »instruiert« den Muskel, mit der Spannung nachzulassen, wodurch auch der Schmerz schwächer wird.
2. Der Skill dient der Eigenbehandlung schmerzhaft verspannter Muskeln und kann somit ein Beitrag zur Selbstfürsorge sein.

**Effekte des Skills:**
1. Die Aufmerksamkeit wird sofort auf die Empfindung fokussiert.
2. Durch das Fühlen des sensorischen Sinnesreizes (evtl. auch Schmerzreizes) wird Realität vermittelt und dissoziativen Phänomenen entgegengewirkt.

## 9.3.5 Übung mit orthostatischer Umkehr

### Der Elefant

**Material:** Keines.
**Ausgangsstellung:** Hüftbreiter Stand. Die Knie sind deblockiert. Die Arme hängen locker neben dem Körper nach unten.

### Übung

- Ihre Augen bleiben während der Übung die ganze Zeit geöffnet!
- Lassen Sie Ihr Kinn langsam auf das Brustbein sinken. Rollen Sie dann Wirbel für Wirbel weiter nach unten, bis ihr Oberkörper nach unten »durchhängt«. Lassen Sie Arme, Kopf und Schultern baumeln (▸ Abb. 9-9). Lösen Sie den Kiefer. Die Arme hängen locker pendelnd Richtung Boden wie der Rüssel eines Elefanten – daher hat der Skill seinen Namen.

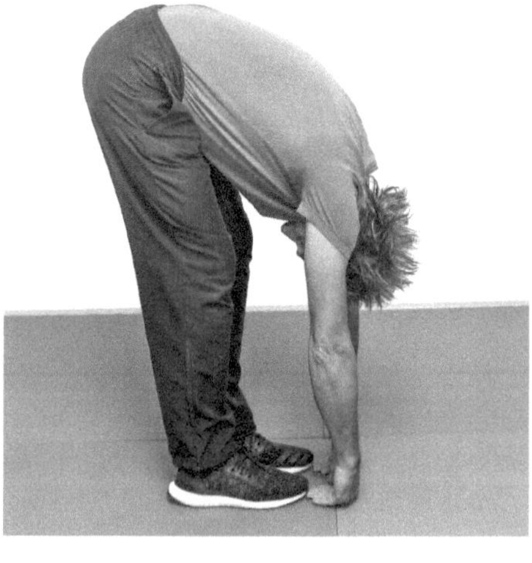

Abb. 9-9

- Bleiben Sie drei Atemzüge lang in dieser Stellung.
- Richten Sie sich nun Wirbel für Wirbel wieder auf. Der Kopf wird ganz zum Schluss aufgerichtet.
- Wiederholen Sie den Übungsablauf noch zweimal.

**Hinweise:**
1. Ein leichter Schwindel während der Übung ist normal. Er vergeht in der Regel schnell wieder.
2. Eine Metapher für das Prinzip der orthostatischen Umkehr ist die Schneekugel, in der alles »in Wallung« gerät, wenn sie umgedreht wird.
3. Wenn die Patientin dazu in der Lage ist, kann sie auch einen Kopfstand oder einen Handstand machen. Das Prinzip der orthostatischen Umkehr gilt auch hier.

**Effekte des Skills:**
1. Durch die orthostatische Umkehr (Kopf hängt nach unten) wird das Körpersystem irritiert und das Gehirn muss sich neu orientieren. Außerdem wird der Kreislauf angeregt.
2. Die Schulter- und Nackenmuskulatur kann sich durch die Übung lockern.

## 9.4 Sinnesbezogene Skills als Hilfe bei Intrusionen, Flashbacks und Albträumen

Borderline-Patientinnen mit komorbider Posttraumatischer Belastungsstörung (PTBS) leiden oft unter Intrusionen und Flashbacks, die mit dissoziativen Prozessen einhergehen können.

**Definition**

**Intrusion und Flashback**

Von seiner lateinischen Herkunft bedeutet **Intrusion** »das Hineindrängen«. Im Sprachgebrauch der Psychotraumatologie wird damit das Hineindrängen von »Traumamaterial« in den Alltag bezeichnet. Bei einer Intrusion kommt es zu einem *Wiedererinnern und Wiedererleben von Teilaspekten* einer belastenden traumatischen Situation. Dies können z. B. quälende innere Bilder oder bestimmte erinnerte Sinneswahrnehmungen (schmerzhafte Körperempfindungen, Schreie, Gerüche) sein. Dabei besteht – im Unterschied zum Flashback – noch ein Realitätsbezug und eine innere Distanz zu dem Erinnerten.
Der **Flashback** ist eine heftige und ausgeprägte Form der Intrusion. Wörtlich übersetzt bedeutet Flashback »blitzartig zurück« und bezeichnet das plötzliche *Wiedererleben einer traumatischen Situation*. Die Situation wird dabei mit allen Sinneseindrücken durchlebt, als würde sie gerade erneut stattfinden. Eine innere Distanz zu den Erinnerungsinhalten ist nicht mehr gegeben und der Realitätsbezug (Wahrnehmung der Umgebung, Ansprechbarkeit) geht verloren.

Kennzeichen einer als traumatisch erfahrenen Situation sind eine extreme psychische und emotionale Belastung bei gleichzeitig fehlenden subjektiven Bewältigungsmöglichkeiten. Die vorherrschenden Empfindungen in der Situation sind Ohnmacht, Hilflosigkeit, Kontrollverlust, Angst und Panik. Bei Borderline-Patientinnen sind dies oft Erlebnisse von sexuellem Missbrauch oder andersartiger körperlicher Gewalt. Bei anderen Menschen sind es Erfahrungen wie schwere Unfälle, Gewaltverbrechen, Naturkatastrophen oder Kriegserlebnisse, die eine PTBS mit Intrusionen und Flashbacks bedingen können.

**Merke**
Die Intrusion und auch der Flashback werden durch einen **Trigger** (englisch für »Auslöser«) in Gang gesetzt. Solch ein triggernder Schlüsselreiz kann beispielsweise ein bestimmter Geruch oder ein Geräusch sein.

Die gegenwärtige und die vergangene Situation sind über das gleiche Gefühl verknüpft. Man spricht in diesem Zusammenhang auch von einer »*Affektbrücke*«. Der Trigger aktiviert unvermittelt eine Emotion, welche die gleiche »Schwingungsfrequenz« und emotionale Qualität wie das damalige emotionale Erleben in der als traumatisch erfahrenen Situation hat. Dadurch wird das vergangene Erleben innerpsychisch reaktiviert. Diese Reaktion kann auch dann ablaufen, wenn der Trigger als solcher gar nicht bewusst wahrgenommen wird.

Konkreter: Die Patientin sieht z. B. in der Straßenbahn einen Mann mit Bart. Dieser sieht einem Menschen ähnlich, der ihr in der Vergangenheit etwas Schlimmes angetan hat. Plötzlich und unerwartet kommt die Emotion Angst in ihr hoch. Dieses Gefühl überrollt sie regelrecht und verbindet sie mit dem vergangenen Erleben. Es kommt zu einer Intrusion und die Patientin ist ihrem emotionalen Empfinden nach wieder in der damaligen bedrohlichen Situation gefangen, in der sie starke Angst- und Panikgefühle hatte. Vielleicht hört sie innerlich die Stimme des Mannes aus der Vergangenheit oder bestimmte Sätze, die er gesagt hat. Da das Gehirn nicht zwischen Realität und Vorstellung unterscheidet, fährt ihr vegetatives System hoch. Herzschlag und Atmung beschleunigen sich, ihr bricht der Schweiß aus, die Muskulatur verkrampft sich. Ihre Wahrnehmung engt sich zu einem Tunnelblick ein. Die Stressreaktion des Körpers geht meist mit Dissoziationen einher.

All dies kann dazu führen, dass die Patientin wie erstarrt mit offenen Augen irgendwo sitzt. Während der Körper äußerlich vielleicht unbeteiligt wirkt, befindet er sich auf emotionaler und hormoneller Ebene im Hochstress.

Eine kreative Möglichkeit im Umgang mit Intrusionen und Flashbacks ist die Unterbrechung der Affektbrücke durch einen sinnesbezogenen Skill. Das Prinzip lautet:

> Sobald ich merke, dass Intrusionen und dissoziative Prozesse starten, ankere ich mich über einen meiner fünf Sinne in der Realität. Dies unterbricht die Affektbrücke ins vergangene Erleben.

Solch ein sinnesbezogener Skill kann ein olfaktorischer Reiz sein, den die Patientin als angenehm empfindet (z. B. ein Lavendelsäckchen). Die Patientin übt im Skillstraining, den Duft mit dem Gefühl von Sicherheit zu verbinden. Sobald sie an dem Säckchen riecht, kann sie sich beruhigende autosuggestive Sätze sagen wie: »Ich bin in Sicherheit. Es ist alles in Ordnung. Mir kann nichts passieren.« Sie nimmt bewusst wahr, wie sie sitzt oder steht und wo sie sich befindet. Durch mehrmalige Wiederholung dieser Reiz-Reaktion-Verknüpfung findet eine neue Konditionierung statt: Die sinnliche Erfahrung wird zum Anker in der Realität!

Wenn die Verknüpfung gefestigt ist und die Anwendung des Skills automatisiert abläuft, sollte die Patientin das Lavendelsäckchen für eine potenzielle Krisensituation immer griffbereit haben. Nehmen wir das Beispiel oben: Sobald die Patientin in der Straßenbahn merkt, dass ihr vegetatives System hochfährt und ihr die Selbstkontrolle zu entgleiten droht, sollte sie sich das Lavendelsäckchen unter die Nase halten und daran riechen. Statt über die Affektbrücke in das Wiedererleben der vergangenen Situation zu geraten, kann der sinnesbezogene Skill eine Hilfe für sie sein, sich im Hier und Jetzt zu ankern. Das vegetative System kann wieder herunterfahren oder fährt gar nicht erst hoch. Die Patientin kann hierbei die eminent wichtige Erfahrung von Selbstwirksamkeit machen: »Ich kann etwas tun, das wirkt, um aus der Ohnmacht herauszukommen und die Kontrolle wiederzuerlangen.«

Wenn die Patientin einen anderen Hauptsinneskanal als den Geruchssinn hat, kann sie auf diesen abgestimmte sinnesbezogene Skills zur Realitätsverankerung einsetzen. Statt eines Lavendelsäckchens oder eines ätherischen Öls kann sie z. B. eine für sie angenehme, beruhigende Musik oder Naturgeräusche in einem Ordner auf dem Smartphone parat haben (auditiver Sinneskanal). Oder sie hat Pfefferminzöl griffbereit, von dem sie sich bei Bedarf einen Tropfen auf die Zunge geben kann (gustatorischer Sinneskanal). Andere bevorzugen das haptische Gefühl eines spitzen Steines, den sie mit der Hand drücken (kinästhetischer Sinneskanal). Wie bei allen Skills gilt auch hier:

**Merke**
Ein Skill ist nur dann ein Skill, wenn er wirkt – und langfristig nicht schädlich ist.

Ein nicht geringer Prozentsatz von Patientinnen mit Borderline-Problemen leidet unter **Albträumen**. Manche schildern, nachts mit Albtraumbildern aus dem Schlaf aufzuschrecken und nicht zu wissen, wo sie sich befinden. Andere berichten, morgens mit Albträumen aufzuwachen und einen Teil des Tages in einem seltsamen Mischzustand zwischen Traum und Realität unterwegs zu sein. Viele erleben diesen »Dämmerzustand« als emotional belastend und dissoziationsfördernd.

Auch hier kann der Einsatz eines sinnesbezogenen Skills beim Ankern in der Realität helfen. Hat die Patientin die oben beschriebene Verknüpfung zwischen sinnesbezogenem Skill und Realitätsverbindung trainiert, kann sie z. B. das auf dem Nachttisch bereitliegende Lavendelsäckchen nutzen und gleich nach dem Aufwachen daran riechen. Dieser olfaktorische Reiz hilft ihr, in der Realität anzukommen und dort zu bleiben. Desorientierung und Kontrollverlust nehmen ab. Unterstützend kann sich die Patientin autosuggestive Sätze sagen wie: »Ich bin in der Klinik. Ich bin in Sicherheit. Mir kann nichts passieren.« Dadurch kann sich die Patientin selbst beruhigen und erleben, wie sie die Kontrolle zurückgewinnt.

Neben dem Einsatz von sinnesbezogenen Skills als Realitätsanker gibt es andere erprobte verhaltenstherapeutische Strategien im Umgang mit Intrusionen und Flashbacks wie z. B. das Diskriminationstraining. Dieses zielt darauf ab, sich durch Realitätsüberprüfung die Unterschiede zwischen der gegenwärtigen und der vergangenen Situation bewusst zu machen, um auf diese Weise zu verhindern, ungewollt in das vergangene Erleben zu rutschen. Diese Unterschiede können an der Situation selbst festgemacht werden (»Ich bin jetzt in der Klinik und nicht in der früheren Wohnung«), an den beteiligten Personen oder an sich selbst. So kann sich die Patientin beispielsweise bewusst machen, dass sie heute älter ist und über ganz andere Bewältigungs- und Reaktionsmöglichkeiten verfügt als in der früheren Situation, in der sie sich hilflos und ausgeliefert fühlte.

# 10 Heimliche Skills

## Einleitung und Ziele

So effektiv einzelne Stresstoleranz-Skills wie Wandliegestütze oder ein Coolpack im Nacken auch sein mögen, so sind dies doch Skills, die man eher zu Hause oder im stationären Rahmen einer Klinik einsetzen kann. In der Regel hat man aber keinen Kühlschrank samt Kühlkompresse zur Hand, wenn man unterwegs ist, und in Situationen wie z. B. einem Vorstellungsgespräch oder in der Straßenbahn würde der Einsatz solcher Skills sehr auffallen. Für diese öffentlichen Situationen werden sozialverträgliche, unauffällige Skills benötigt, die optimalerweise ohne zusätzliche Hilfsmittel durchgeführt werden können.

**Merke**
Den »heimlichen Skills« liegt die Devise zugrunde: »Wie schaffe ich es, mich in einem Umfeld, in dem alle so tun, als hätten sie keine psychischen Probleme, so zu verhalten, als hätte auch ich keine psychischen Probleme?«

Durch die »heimlichen Skills« kann der eigene Werkzeugkoffer für soziale Situationen erweitert werden, sodass ich mehr Handlungsoptionen habe, wenn ich sie benötige.

Borderline-Patientinnen berichten oft, sich in öffentlichen Situationen unwohl zu fühlen. Bei Ämtergängen oder im Vorstellungsgespräch herrscht bei vielen ein Gefühl der Scham und der Ohnmacht vor, meist verbunden mit Gedanken wie: »Der andere ist mir weit überlegen. Ich habe nicht das Recht, irgendetwas zu erbitten, geschweige denn zu fordern. Ich krieg eh nicht, was ich möchte.«

Auf körperlicher Ebene können sich diese Grundannahmen und damit verbundene Emotionen so ausdrücken, dass mit leiser und undeutlicher Stimme gesprochen wird, Kopf und Brustbein nach unten sinken, der Blick ebenso gen Boden gerichtet ist und die Atmung aufgrund dieser eingesunkenen Haltung gepresst und oberflächlich wird. Durch die zum Boden hin gewendete Blickrichtung steigt die Dissoziationsneigung, was in einem Vorstellungsgespräch die Wahrscheinlichkeit erhöht, dass ich nicht bewusst mitbekomme, was gefragt und gesagt wird und im Nachhinein keine genaue Erinnerung mehr daran habe. Bei einer Straßenbahn- oder Zugfahrt könnte die durch die Körperhaltung verstärkte Dissoziationsneigung dazu beitragen, an der falschen Haltestelle auszusteigen. Wenn die Füße nicht fest auf dem Boden stehen, kann es darüber hinaus zu einem auffälligen Dauerwippen der Beine kommen. Die maximal auffällige Außenwirkung könnte dann noch durch das Kneten eines großen Igelballs optimiert werden.

Die in diesem Kapitel vorgestellten heimlichen Skills haben zum Ziel, den beschriebenen dysfunktionalen Dynamiken entgegenzuwirken, um herausfordernden sozialen Situationen präsent, bewusst und in einer adäquaten Haltung zu begegnen.

Der Basisskill dafür ist die im Folgenden beschriebene Anker-Übung. Die anderen Fertigkeiten können je nach persönlicher Präferenz und situativen Bedingungen ausgewählt werden.

## 10.1 Die Anker-Übung

Die Anker-Übung ist die wichtigste Basisübung. Sie dient dazu, sich im Hier und Jetzt zu »verankern«, Dissoziationen entgegenzuwirken und der Außenwelt mit einer präsenten, stabilen Haltung zu begegnen. Die Übung besteht aus den drei Elementen Körperhaltung, Atmung und Präsenz (▸ Abb. 10-1).

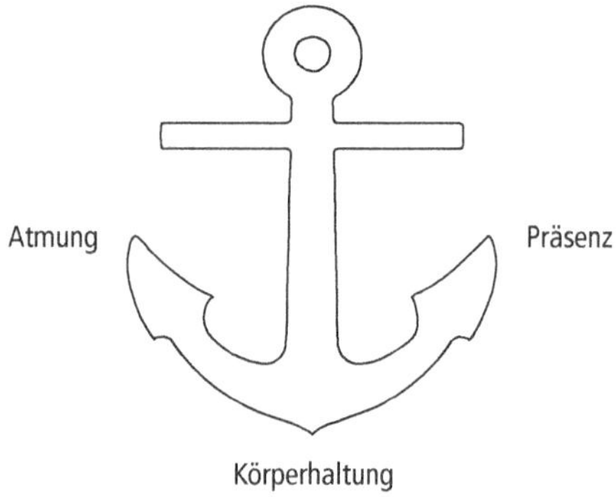


**Abb. 10-1** Die Anker-Übung

**Material:** Der Skill kommt mit den Bordmitteln aus, die jeder Mensch ohnehin mitbringt, und benötigt keine weiteren Hilfsmittel.
**Ausgangsstellung:** Die Übung kann sowohl im Stehen als auch im Sitzen durchgeführt werden.

### Übung

#### 1. Körperhaltung

- Stellen Sie beide Füße flach und hüftbreit auf den Boden, die Knie stehen senkrecht über den Füßen (▸ Abb. 10-2).

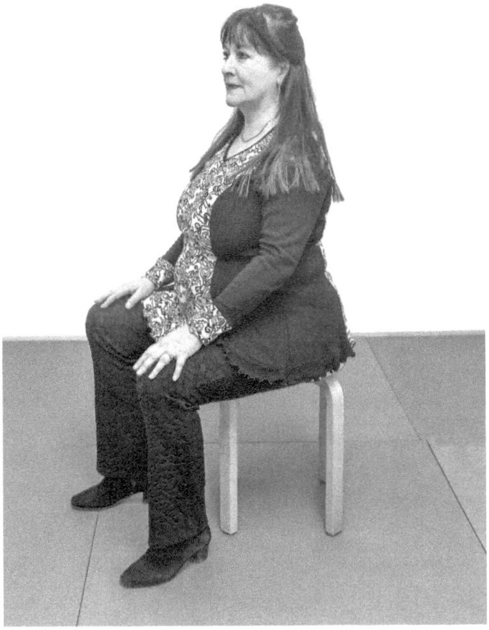

**Abb. 10-2**

- Wenn lediglich die Fußballen auf dem Boden stehen und die Fersen keinen Bodenkontakt haben, läuft die Kontraktion des Zwillingswadenmuskels (Gastroknemius) bei vielen Menschen wie automatisiert ab und es kommt zu einem auffälligen Wippen der Beine (»Nähmaschineneffekt«). In einer Situation, in der ich möglichst wenig auffallen bzw. in der ich präsent und selbstsicher wirken möchte, ist das kontraproduktiv. Das bewusste flächige Aufsetzen der Füße auf den Boden stoppt den Automatismus und ist zudem die Grundlage einer aufrechten Sitzhaltung. Ich bin dadurch geerdet und habe eine stabile Basis.
- Richten Sie das Brustbein auf. Achten Sie im Sitzen darauf, auf den Sitzbeinhöckern zu sitzen.
- Wenn es schwerfällt, im Sitzen die Sitzbeinhöcker wahrzunehmen, können die Handflächen unter das Gesäß geschoben werden. Die spitzen Knochen, die unter den Gesäßmuskeln fühlbar sind, sind die Sitzbeinhöcker. Wenn der Schwerpunkt im Sitzen vor oder hinter diesen Höckern liegt, ist keine aufrechte Sitzhaltung möglich.

### 2. Atmung

- Atmen Sie bewusst langsam und tief ein und aus, wenn möglich durch die Nase.

### 3. Präsenz

- Achten Sie darauf, dass Ihr Blick nicht nach unten zum Boden hin gerichtet ist, sondern blicken Sie auf und nehmen Sie Ihre Umgebung durch diese Erweiterung des Blickfeldes bewusst wahr.

- Dies wirkt zum einen einer möglichen Dissoziationsneigung entgegen, zum anderen signalisiert es einem selbst und den anderen: »Ich bin wach und präsent und aufmerksam. Ich bin da.«

## 10.2 Pseudo-Aufstehen

### Übung

- Nehmen Sie eine aufrechte Sitzhaltung ein.
- Schieben Sie Ihre Füße unter der Sitzgelegenheit etwas nach hinten und beugen Sie Ihren Oberkörper leicht vor, als wollten Sie aufstehen.
- Dabei sollen Sie lediglich *so tun* (!), als wollten Sie aufstehen, ohne dass es aber äußerlich sichtbar zu einer Bewegung kommt. Es kommt lediglich zu einer veränderten Muskelspannung im Körper, vor allem spürbar in der Oberschenkel- und Bauchmuskulatur.
- Atmen Sie währenddessen weiter und lassen Sie die Anspannung nach einigen Sekunden wieder los.

**Hinweis:** Die Gesichtsmuskeln bleiben durchgehend entspannt, die Mimik gelöst – sonst ist der Skill nicht mehr heimlich.

## 10.3 Bauchmuskelspannung

Hierbei handelt es sich um eine isometrische Übung, d. h. es findet keine Längenveränderung der Muskulatur statt, nur eine Veränderung des Muskeltonus, also der Muskelspannung.

### Übung

- Sie sitzen aufrecht auf einem Stuhl. Die Hände liegen locker auf den Oberschenkeln.

#### Variante 1

- Drücken Sie die rechte Handfläche gegen die Innenseite des linken Knies und bauen Sie Spannung auf, ohne dass es zu einer äußerlich wahrnehmbaren Bewegung kommt (▸ Abb. 10-3). Dadurch wird der quere Bauchmuskel (Musculus transversus) angespannt.

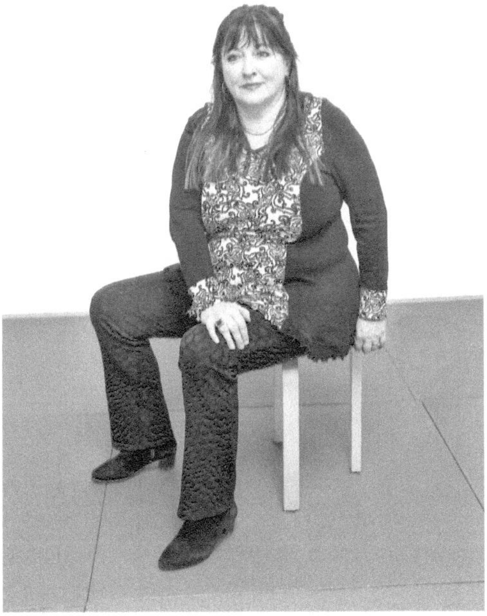

**Abb. 10-3**

- Halten Sie die Spannung einige Sekunden lang und atmen Sie währenddessen weiter.
- Lassen Sie die Spannung wieder los.
- Seitenwechsel: Drücken Sie die linke Hand gegen die Innenseite des rechten Knies, bauen Sie Spannung auf und atmen Sie währenddessen weiter.
- Lösen Sie die Spannung nach einigen Sekunden wieder.
- Wechseln Sie ggf. erneut die Seite.

**Variante 2**

- Drücken Sie die Handflächen von oben auf die Oberschenkel. Ziehen Sie dabei den Bauchnabel Richtung Wirbelsäule, als wollten Sie den Reißverschluss einer zu engen Jeans schließen. Dadurch wird der gerade Bauchmuskel (Musculus rectus) angespannt.
- Halten Sie die Spannung einige Sekunden lang und atmen Sie währenddessen weiter.
- Lassen Sie die Anspannung wieder los.

**Hinweis:** Lassen Sie die Gesichtsmuskulatur während der Anspannungsphase entspannt, sonst wird aus dem heimlichen Skill ein »un-heimlicher«.

## 10.4 Tisch drücken

Für diesen Skill sollten Sie einen Tisch vor sich haben.

### Übung

- Nehmen Sie eine aufrechte Sitzhaltung ein.
- Drücken Sie die wie zum Beten verschränkten Hände von oben auf die Tischplatte. Dies führt zu einer Anspannung der Bauch- und Brustmuskulatur.
- Halten Sie die Spannung einige Sekunden lang und atmen Sie währenddessen weiter.
- Lassen Sie die Spannung dann wieder los.

**Variante**

- Drücken Sie die wie zum Beten verschränkten Hände von unten gegen die Tischplatte. Dadurch kommt es zur Anspannung vor allem der Bizeps und der oberen Rückenmuskulatur rund um die Schulterblätter.

**Hinweise:**

1. Achten Sie bei der Variante je nach persönlichem Fitness- und Möbelzustand darauf, nicht den gesamten Tisch anzuheben, weil das dem gewünschten Effekt als heimlicher Skill zuwiderlaufen würde.
2. Lassen Sie die Gesichtsmuskulatur während der Anspannungsphase entspannt.

## 10.5 Drei Fußpunkte

**Ausgangsstellung:** Die Übung kann sowohl im Sitzen als auch im Stehen durchgeführt werden.

### Übung

- Ihre Füße stehen flach und hüftbreit auf dem Boden.
- Drücken Sie die Fersen in den Boden und nehmen Sie die Druckpunkte unter beiden Füßen deutlich wahr. Drücken Sie anschließend den Großzehengrundballen in den Boden, dann den Kleinzehengrundballen. Der Rest des Fußes »schwebt«, die Fußzehen sind frei beweglich.
- Halten Sie die Spannung an den drei Druckpunkten einige Sekunden und atmen Sie währenddessen weiter.
- Lösen Sie die Spannung dann wieder.

**Hinweise:**

1. Diese isometrische Übung stammt ursprünglich aus der Spiraldynamik und dient dort dem Trainieren des muskulären Quergewölbes der Füße, ist aber zugleich eine Körperwahrnehmungsübung – und als heimlicher Skill einsetzbar.
2. Die Übung erfordert etwas Konzentration, dennoch sollten »assoziierte Bewegungen« (angestrengter Blick, Runzeln der Stirn, mitangespannte und eventuell sichtbare Zunge) während der Durchführung vermieden werden, damit der Skill heimlich bleibt.

## 10.6 Akupressurpunkt drücken

### Übung

- Die Finger Ihrer rechten Hand sind gestreckt. Drücken Sie den Daumen der rechten Hand an die Innenseite der Hand. Dadurch bildet sich im Bereich des hinteren Daumengelenks ein kleiner Muskelbauch (▸ Abb. 10-4). Merken Sie sich, wo sich der Muskelbauch befindet. Lassen Sie den Daumen wieder locker.

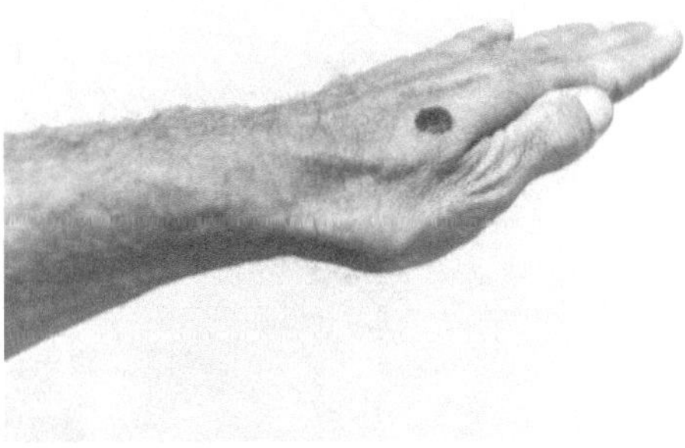

**Abb. 10-4**

- Drücken Sie mit dem Zeigefinger der *linken* Hand von oben und mit dem linken Daumen von unten wie eine Spange den mittleren Bereich des Muskelbauches und weiter in die Tiefe, bis ein Schmerzreiz entsteht. Achten Sie beim Drücken darauf, dass Zeigefinger und Daumen eher spitz und nicht flächig aufgesetzt werden (▸ Abb. 10-5).

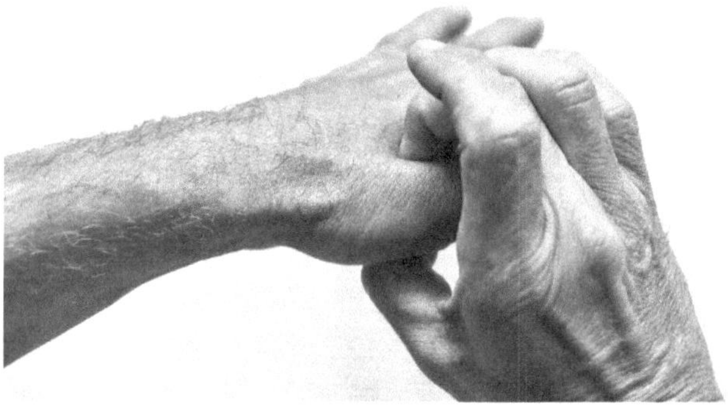

Abb. 10-5

**Hinweise:**

1. Falls Sie die Stelle nicht auf Anhieb finden: Unter den Fingern sollten Sie eine dünne, verhärtete, sehnige Struktur spüren.
2. In der Akupressur wird dieser Druckpunkt Dickdarm 4 genannt, da er gemäß der Traditionellen Chinesischen Medizin zur Leitbahn gehört, die dem Dickdarm zugeordnet ist.

## 10.7 Schwimmhäute zupfen

### Übung

- Spreizen Sie die Finger der einen Hand.
- Zupfen Sie mit Daumen und Zeigefinger der anderen Hand die dünne Haut zwischen den Fingern (»Schwimmhäute«), sodass ein Schmerzreiz entsteht.

**Hinweise:**

- Der durch das Zupfen gesetzte leichte Schmerzreiz kann dazu dienen, sich wieder ins Hier und Jetzt zu holen, wenn die Gefahr besteht, dissoziativ abzudriften.
- Besonders bei einem vor Ihnen stehenden Tisch ist der Skill unauffällig durchführbar.

# 10.8 Fingerspiele

## 10.8.1 Variante 1: Victory/Kreis

### Übung

- Bilden Sie mit Zeige- und Mittelfinger der linken Hand ein Victory-V, mit Zeigefinger und Daumen der rechten Hand einen kleinen Kreis (▸ Abb. 10-6).

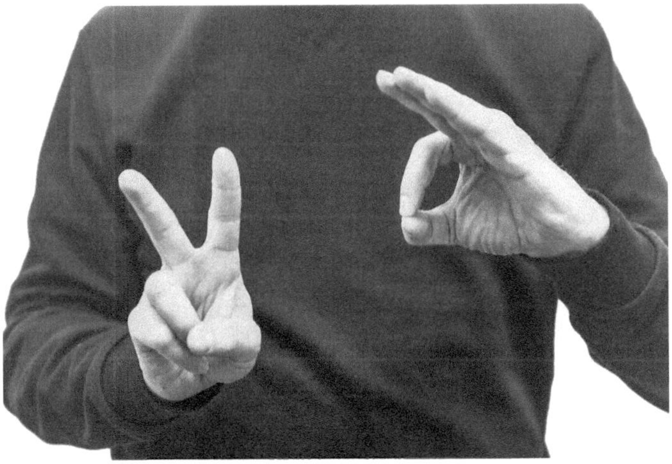

**Abb. 10-6**

- Und jetzt wechseln: Nun bilden Daumen und Zeigefinger der linken Hand ein O und Zeige- und Mittelfinger der rechten Hand ein V.
- Wechseln Sie so schnell wie möglich hin und her.

## 10.8.2 Variante 2: Kleiner und großer Hase

### Übung

- Bilden Sie mit Zeige- und Mittelfinger der linken Hand ein V – dies ist der »kleine Hase«. Strecken Sie an der rechten Hand Zeigefinger und kleinen Finger und beugen Sie Mittel- und Ringfinger, die Sie beide mit dem gebeugten rechten Daumen festhalten – das ist der »große Hase« (▸ Abb. 10-7).

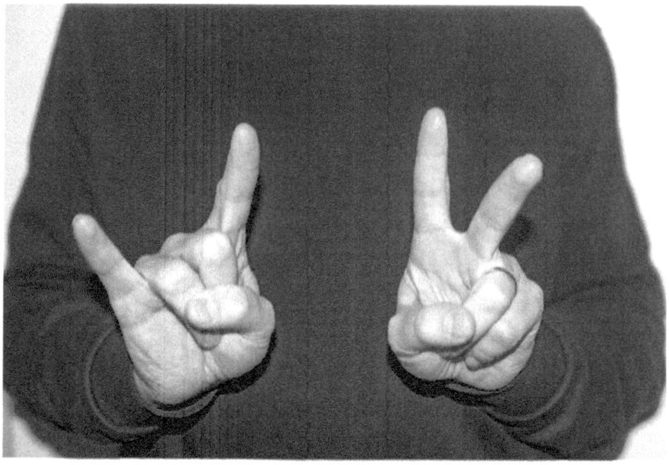

Abb. 10-7

- Und jetzt wechseln: Bilden Sie mit den Fingern der linken Hand den »großen Hasen«, mit den Fingern der rechten Hand den »kleinen Hasen«.
- Wechseln Sie so schnell wie möglich hin und her.

**Hinweise:**

1. Die Fingerspiele dienen der Ablenkung und können auch als Gedankenstopp eingesetzt werden. Sie erfordern einiges an Konzentration, weshalb es kaum möglich ist, problematische Gedanken zu denken, während man sie ausführt. Sie sind insbesondere für Menschen mit ADHS-Problemen geeignet, die Phasen von Langeweile – etwa im Unterricht – überbrücken wollen.
2. Unter einem Tisch sind die Übungen relativ unauffällig durchführbar, sofern keine »assoziierten Bewegungen« (angestrengte Mimik, Stirnrunzeln) gemacht werden und auf laute Unmutsäußerungen verzichtet wird, wenn die Seitenwechsel nicht so flüssig funktionieren wie gewünscht.

## 10.9 Handgashebelatmung

### Übung

- Nehmen Sie eine aufrechte Sitzhaltung ein. Die Hände liegen locker auf den Oberschenkeln.
- Während des Einatmens heben Sie die Finger der auf den Oberschenkeln liegenden Hände Richtung Unterarm an (► Abb. 10-8).

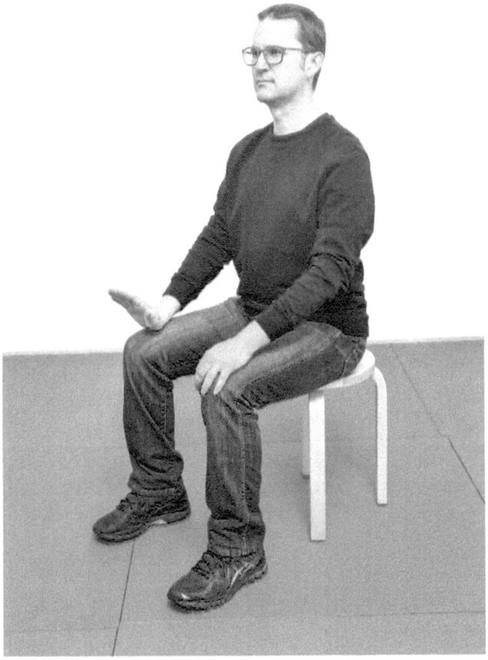

Abb. 10-8

- Beim Ausatmen lassen Sie die Finger sinken, bis sie wieder locker auf den Oberschenkeln aufliegen.

**Hinweise:**

1. Dies ist eine Variante der im Kapitel 11 »Atemübungen« genauer beschriebenen Übung »Fußgashebelatmung«. Da die Handgashebelatmung unauffällig durchgeführt werden kann (z. B. unter einem Tisch, der vor einem steht), gehört auch sie zu den heimlichen Skills.
2. Wichtig bei der Handgashebelatmung ist eine möglichst aufrechte Sitzhaltung auf beiden Sitzbeinhöckern mit aufgerichtetem Brustbein, da ansonsten der Atem nicht frei fließen kann. Eine Hilfestellung, wie man eine aufrechte Sitzhaltung einnimmt, findet sich bei der Beschreibung des Skills »Fußgashebelatmung« (▶ Kap. 11).
3. Durch die Synchronisation von Atem und Bewegung wird der Atem tiefer, die Atemfrequenz verlangsamt sich und der Gasaustausch im Körper wird verbessert. Es kommt zu einer mentalen Beruhigung.
4. Ob die Fuß- oder Handvariante die »heimlichere« ist, ist situationsabhängig.

## 10.10 Wechselnder Atemstrom

### Übung

- Nehmen Sie eine aufrechte Sitzhaltung ein. Beide Hände liegen locker auf den Oberschenkeln (▸ Abb. 10-9).

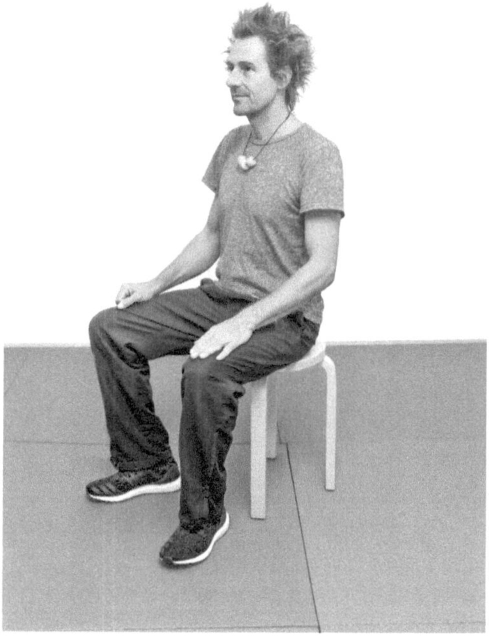

**Abb. 10-9**

- Bilden Sie während des Einatmens mit der rechten Hand eine lockere Faust und stellen Sie sich vor, wie der Atemstrom durch den rechten Arm hindurch über die rechte und linke Schulter in den linken Arm hinüberströmt und beim Ausatmen durch die gestreckten Finger der linken Hand wieder ausströmt.
- Beim nächsten Einatmen bilden Sie mit der linken Hand eine lockere Faust und stellen sich vor, wie der Atem durch den linken Arm hindurch über die Schultern in den rechten Arm hinüberströmt und durch die gestreckten Finger der rechten Hand wieder ausströmt.
- Und erneut wechseln.

**Hinweise:**

1. Durch die Synchronisation von Atem und Bewegung kommt es zu einer Vertiefung des Atemvorgangs und eine Herabsetzung der Atemfrequenz.

2. Durch die Konzentration auf die Durchführung der Übung kommt es zu einer mentalen Beruhigung.
3. Die Übung ist besonders dann unauffällig durchführbar, wenn ein Tisch vor Ihnen steht.

## 10.11 Fokus nah und fern

### Übung

- Halten Sie einen Stift ca. 30 cm vor sich und fixieren Sie ihn mit den Augen einige Sekunden lang.
- Stellen Sie anschließend den Blick auf den Hintergrund scharf.
- Nach einigen Sekunden stellen Sie den Blick wieder auf den Stift scharf, dann wechseln Sie mit dem Fokus erneut auf den Hintergrund.

**Hinweise:**

1. Beim Fokussieren des Hintergrunds können Sie die Wahrnehmung machen, dass der – unscharfe – Stift verdoppelt im Blickfeld auftaucht.
2. Die Achtsamkeit auf das, was ich tue, kann zu einer mentalen Beruhigung beitragen.
3. Ursprünglich handelt es sich bei diesem Fokuswechsel um eine Augenübung zum Trainieren der Beweglichkeit der kleinen Augenmuskeln. Diese Beweglichkeit ist im Kindes- und Jugendalter noch sehr ausgeprägt: In der Schule kann man »Stielaugen« machen und vom Sitznachbarn abschreiben, ohne dass man den Kopf bewegen muss. Mit zunehmendem Alter nimmt die Augenbeweglichkeit ab.
4. Alternativ kann die Übung auch mit dem gestreckten Zeigefinger durchgeführt werden, wobei die Durchführung mit einem Stift ggf. unauffälliger ist.

## 10.12 Taucheratmung

### Übung

- Atmen Sie tief ein, halten Sie die Luft an und zählen Sie in Gedanken 1, 2, 3 usw., bis der Impuls zum Ausatmen kommt.
- Kurze Pause.
- Atmen Sie erneut tief ein, halten Sie die Luft an und zählen Sie bis zum Ausatemimpuls.

**Hinweis:** Durch das tiefe Einatmen und Luft anhalten werden das Zwerchfell gedehnt, die Atmung insgesamt vertieft und der Gasaustausch im Körper verbessert. Es kommt neben der körperlichen auch zu einer mentalen Beruhigung.

## 10.13 Schuhe binden

### Übung

- Tun Sie im Sitzen so, als ob Sie sich die Schuhe binden möchten. Der Kopf hängt dabei nach unten, die Schulter- und Nackenmuskeln bekommen einen leichten Dehnreiz (► Abb. 10-10).
- Nach einigen Sekunden richten Sie sich wieder auf.

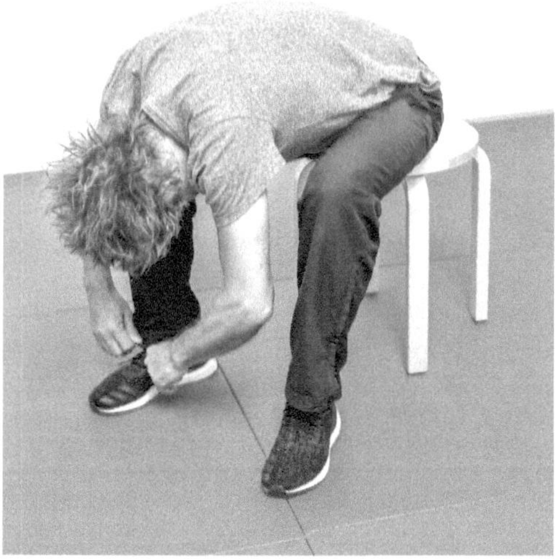

Abb. 10-10

**Hinweise:**

1. Durch das Nach-unten-Hängen des Kopfes verändert sich die Durchblutungssituation im Gehirn, es kommt zu einer orthostatischen Umkehr. Vergleichbar ist das mit einer Schneekugel, die umgedreht wird, wodurch der Inhalt in Bewegung gerät. Ähnlich wird der Kreislauf kurz in »Unordnung« gebracht, um dann die herkömmliche Physiologie wieder herzustellen.
2. Dies ist ein wirkungsvoller Skill gegen dissoziative Zustände. Seine Durchführung kann helfen, wieder präsent im Hier und Jetzt zu sein.

# 11 Atemübungen

## Einleitung und Ziele

Der Atem dient dem Gasaustausch im Körper und sorgt dafür, dass die Zellen mit Sauerstoff versorgt werden und das zelluläre Abfallprodukt Kohlendioxid über die Ausatemluft abgegeben wird. Außerdem besteht zwischen der Atmung und der emotionalen Befindlichkeit eines Menschen eine enge Verbindung. Angst kann uns sprichwörtlich »den Atem rauben«, der verspätete Zug eine Schnappatmung bewirken und Freude dazu führen, dass wir wieder »aufatmen« können. Die Atmung verbindet gleichsam Körper und Psyche.

Atmung ist ein Vorgang, der in der Regel unbewusst abläuft und über das vegetative Nervensystem gesteuert wird. Einflussfaktoren auf die Atmung sind u.a. körperliche Anstrengung, aber auch Emotionen, die vom Nervensystem registriert werden und – wie beispielsweise bei dem Gefühl Angst – zu einer Erhöhung der Atemfrequenz führen. Der Körper nimmt dadurch vermehrt Sauerstoff auf und wird in die Lage versetzt, schnell Energie für Angriff oder Flucht mobilisieren zu können.

Andererseits ist die Atmung die einzige Funktion des vegetativen Nervensystems, die wir willentlich beeinflussen können, im Gegensatz etwa zur Herzfrequenz oder den Verdauungsvorgängen. Eine bewusste, vertiefte Atmung, bei der die Ausatemphase etwas länger als die Einatemphase ist, spricht den Ruhenerv (Parasympathikus) an und sorgt für eine physische und psychische Beruhigung. Der Blutdruck sinkt und Schmerzen, aber auch Ängste nehmen ab. Außerdem kann die achtsame Bewusstmachung der Atmung dazu beitragen, sich aus Gedankenschleifen und negativen Bewertungen zu lösen und präsent für den gegenwärtigen Augenblick zu werden.

**Merke**
Körperliche Entspannung und eine tiefe Atmung gehen Hand in Hand.

Viele Menschen mit Borderline-Problemen atmen aufgrund der schon chronifizierten und im Alltag kaum noch bewusst wahrgenommenen körperlichen Anspannung eher flach und gepresst. Die Anspannung betrifft meist auch die Muskulatur des Zwerchfells, das für die tiefe Bauchatmung von zentraler Rolle ist. Ohne Zwerchfellbeteiligung aber spielt sich der Atemvorgang hauptsächlich im Bereich des oberen Brustkorbs ab. Diese oberflächliche und flache Atmung ist nicht nur suboptimal für den Gasaustausch, sondern sie erhält auch das hohe körperliche und psychische Stresslevel aufrecht.

Die Stresshormone im Körper kann man durch körperliche Anstrengung abschwitzen, abpinkeln (daher der vermehrte Toilettendrang in Prüfungssituationen) – oder eben abatmen. Voraussetzungen dafür sind eine vertiefte und verlangsamte Atmung.

Als Skill ist der Atem gut einsetzbar, weil man ihn immer dabei hat und Atemübungen überall durchgeführt werden können. Insofern sind bewusst eingesetzte Atemübungen als effektiver Bestandteil des eigenen Notfallkoffers empfehlenswert, denn:

**Merke**
Kontrolle über den Atem zu haben heißt, Kontrolle über sein Verhalten in der jeweiligen Situation zu haben!

Die Crux an Atemübungen ist, dass viele Menschen Atemprobleme bekommen, wenn sie sich auf die eigene Atmung konzentrieren. Ein Vorgang, der ohne aktive Beteiligung des Großhirns beim Erwachsenen im Normalfall zwölf bis sechzehn Mal pro Minute eigenständig abläuft, wirkt auf einmal verkrampft und unnatürlich, wenn man ihn sich bewusst macht, und der aufkommende Gedanke »O je, ich kann nicht mehr atmen« verstärkt die unangenehmen Empfindungen noch. Bei Menschen mit Borderline-Problemen kommt erschwerend hinzu, dass die Wahrnehmung des eigenen Körpers oft Scham hervorruft und Dissoziationen fördern kann. Außerdem können körperliche Vorgänge von ihnen meist nicht ohne Weiteres »erspürt« werden. Insofern haben sich rein mentale, aufmerksamkeitslenkende Atemübungen wie »Nehmen Sie wahr, wie sich Ihre Bauchdecke beim Atmen hebt und senkt« oftmals als problematisch erwiesen.

Als hilfreicher stellten sich Skills heraus, bei denen es zu einer Kopplung von Atem und Bewegung kommt, wie z. B. bei der im Folgenden beschriebenen ersten Atemübung »Fußgashebelatmung«. Indem der Atemvorgang mit einer körperlichen An- und Entspannung verknüpft ist, wird die Atmung verlangsamt und vertieft, ohne dass dies vom Kopf her bewusst gesteuert werden müsste.

Die fünf in diesem Kapitel vorgestellten Atemübungen haben sich in der langjährigen Arbeit mit Borderline-Patientinnen bewährt und wurden von vielen als effektiv und hilfreich zurückgemeldet. In der Körperskillsgruppe werden alle fünf Atemübungen vorgestellt und gemeinsam geübt. Die Patientinnen erhalten die Übungen am Ende der Stunde auf einem Übersichtsblatt ausgehändigt (▸ Abschn. 11.6) und bekommen die Hausaufgabe, sich eine Atemübung für ihren persönlichen Notfallkoffer auszusuchen. Diese Übung sollte die Patientin im Wochenverlauf so oft für sich praktizieren, bis sie den Ablauf sicher verinnerlicht hat, um im Krisenfall schnell auf den Atemskill zurückgreifen zu können.

### Die Ziele dieses Kapitels in der Übersicht

- Die Atmung wird vertieft und die Atemfrequenz herabgesetzt, dadurch wird der Gasaustausch im Körper verbessert, d. h. der Körper nimmt vermehrt Sauerstoff auf und gibt zugleich vermehrt Kohlendioxid ab; Stresshormone werden dadurch gleichsam »abgeatmet«
- Mentale Selbstberuhigung (Gedankenstopp) durch Konzentration auf das, was ich tue
- Entspannung der oft angespannten Zwerchfellmuskulatur des Bauchraumes
- Die körperliche Entspannung trägt zur mentalen Beruhigung bei

## 11.1 Fußgashebelatmung

### Übung

- Nehmen Sie eine aufrechte Sitzhaltung ein. Sitzen Sie dazu auf den Sitzbeinhöckern und richten Sie die Wirbelsäule auf (als würde ein unsichtbarer Faden vom obersten Scheitelpunkt senkrecht zur Decke hin ziehen).
- Richten Sie die Aufmerksamkeit auf die Atmung.
- Beim nächsten Einatmen heben Sie die rechte Fußspitze an, die Ferse bleibt dabei am Boden (!) (► Abb. 11-1).

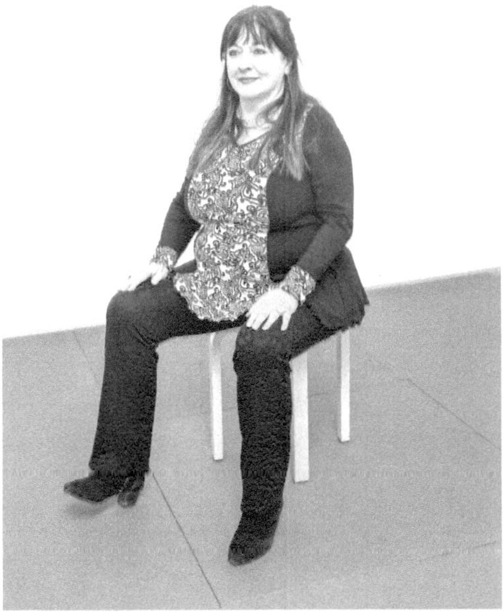

**Abb. 11-1**

- Beim Ausatmen senken Sie die Fußspitze wieder auf den Boden ab.
- Und nun begleitet die Bewegung synchron die Atmung: Einatmen > Fußspitze hochziehen/ Ausatmen > Fußspitze senken.
- Wiederholen Sie die Übung zehn- bis 15-mal.

### Varianten

- Man kann die Übung auch mit dem linken Fuß oder beiden Füßen machen.
- Die Übung kann auch im Stehen durchgeführt werden.

**Hinweise:**

1. Die Sitzbeinhöcker sind die knöchernen Strukturen am unteren Ende des Beckens. Auf einer härteren Sitzfläche sind die Knochen unterhalb der Gesäßmuskulatur gut fühlbar. Wenn man Probleme hat, die Knochen wahrzunehmen, kann man im Sitzen die Handflächen unter das Gesäß nehmen sowie das Becken kippen und aufrichten. Dabei sind die Sitzbeinhöcker in der Regel deutlich zu spüren.
2. Das Ein- und Ausatmen während der Übung geschieht möglichst durch die Nase.
3. Manche Menschen wippen ausdauernd und meist unbewusst mit einem oder beiden Beinen. Wenn die Ferse keinen Bodenkontakt hat, läuft die rhythmische Kontraktion des Gastroknemius (Zwillingswadenmuskel) bei ihnen wie automatisiert ab, was in sozialen Situationen äußerst auffällig sein kann. Das bewusste flächige Aufsetzen der Füße auf den Boden stoppt diesen Automatismus und ist zudem die Grundlage einer aufrechten Sitzhaltung.
4. Der Skill ist leise und ohne Hilfsmittel durchführbar. Es handelt sich um einen »heimlichen Skill«.

## 11.2 Mittelfingerpressatmung

### Übung

- Nehmen Sie einen aufrechten Stand ein, die Füße stehen hüftbreit auseinander. Oder: Nehmen Sie eine aufrechte Sitzhaltung ein (▸ Atemübung »Fußgashebelatmung«).
- Legen Sie die Fingerkuppen beider Hände auf Höhe des Bauchnabels in Form einer Raute aneinander (▸ Abb. 11-2). Die Arme liegen dabei nicht am Körper an.

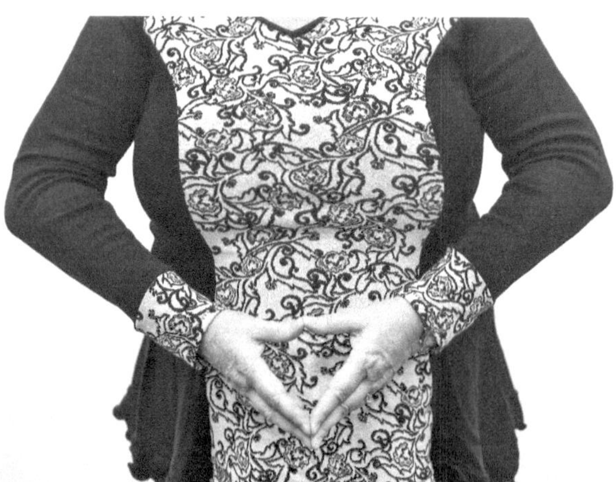

Abb. 11-2

- Drücken Sie die Mittelfingerkuppen nun so fest gegeneinander, dass die Muskelanspannung in den Armen spürbar ist.
- Halten Sie die Spannung drei Atemzüge lang und atmen Sie währenddessen durch die Nase ein und aus.
- Lösen Sie die Spannung für einige Sekunden.
- Bauen Sie die Spannung wieder drei Atemzüge lang auf.
- Wiederholen Sie den Ablauf zehn- bis 15-mal.

**Hinweise:**

1. Wenn die Übung im Sitzen durchgeführt wird, sollten die Arme nicht abgelegt werden (etwa auf einer Armlehne), sondern wie eine Spange vor dem Körper gehalten werden.
2. Die Atemhilfsmuskulatur im Brust-Schulter-Bereich wird bei der Übung ausgeschaltet. Die Atmung wird dadurch automatisch tiefer und geht in den Bauchraum, weil sie nun reflektorisch über das Zwerchfell geschieht.
3. Die Ausgangsstellung wird auch als »Merkel-Raute« bezeichnet, in Anlehnung an die von der Bundeskanzlerin bevorzugte Handhaltung bei öffentlichen Auftritten.
4. Der Skill ist leise und benötigt keine Hilfsmittel.

## 11.3 Pranayama

### Übung

- Formen Sie mit Zeige- und Mittelfinger der rechten Hand ein V und legen Sie das V an die Nasenflügel (► Abb. 11-3).

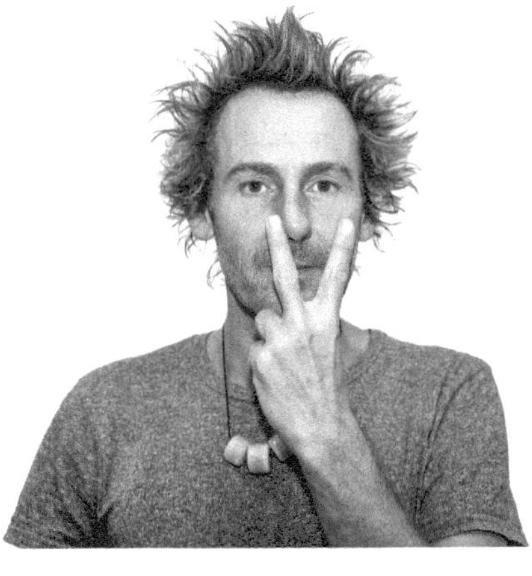

**Abb. 11-3**

- Verschließen Sie das rechte Nasenloch mit dem Zeigefinger und atmen Sie durch das linke Nasenloch ein.
- Halten Sie die Luft an, verschließen Sie beide Nasenlöcher mit Zeige- und Mittelfinger und zählen Sie in Gedanken bis sieben.
- Öffnen Sie das rechte Nasenloch wieder und atmen Sie maximal dadurch aus.
- Verschließen Sie das rechte Nasenloch wieder mit dem Zeigefinger und atmen Sie durch das linke Nasenloch ein.
- Wiederholen Sie den Ablauf zehn- bis 15-mal.

**Hinweise:**
1. Die Übung stammt aus dem Yoga und soll hier der Reinigung bzw. Beruhigung des Geistes dienen. »Prana« ist eine Bezeichnung aus dem Sanskrit für die Lebensenergie oder den Atem, »Ayama« bedeutet so viel wie Erweiterung. »Pranayama« meint somit die Erweiterung und Vertiefung der Atmung durch bestimmte, bewusst ausgeführte Übungen.
2. Die Übung kann sowohl im Sitzen als auch im Stehen praktiziert werden.
3. Der Skill kann ohne Hilfsmittel durchgeführt werden.

## 11.4 Schnüffelatmung

### Übung

- Nehmen Sie einen aufrechten Stand ein, die Füße stehen hüftbreit auseinander. Oder: Nehmen Sie eine aufrechte Sitzhaltung ein (▸ Atemübung »Fußgashebelatmung«).
- Legen Sie beide Hände auf den Bauch.
- Beim nächsten Einatmen stellen Sie sich vor, Sie hätten statt einer großen Atemportion fünf kleine Portionen, die Sie durch die Nase »schnüffelnd« einatmen.
- Atmen Sie durch die Nase in einem Zug wieder aus.
- Kurze Pause.
- Atmen Sie erneut in fünf Portionen durch die Nase »schnüffelnd« ein.
- Wiederholen Sie die Übung zehn- bis 15-mal.

**Hinweise:**
1. Durch das »Schnüffeln« gerät das Zwerchfell in Bewegung. Mit den Händen spürt man am Bauch die rhythmischen Kontraktionen.
2. Die Schnüffelatmung ist eine beliebte Aufwärmübung beim Chorsingen, um das Zwerchfell zu lockern.
3. Zwerchfell, Mund- und Beckenboden sind die queren Muskeln im Körper und untereinander verbunden. Wenn ich für eine Lockerung der Zwerchfellmuskulatur sorge, hat das auch eine entspannende Wirkung auf die Mund- und die Beckenbodenmuskulatur.

## 11.5 Windmühlenatmung

### Übung

- Nehmen Sie einen aufrechten Stand mit schmaler Basis ein, d. h. die beiden Innenknöchel der Füße berühren sich. Die Arme sind vor dem Bauch gekreuzt (▶ Abb. 11-4).

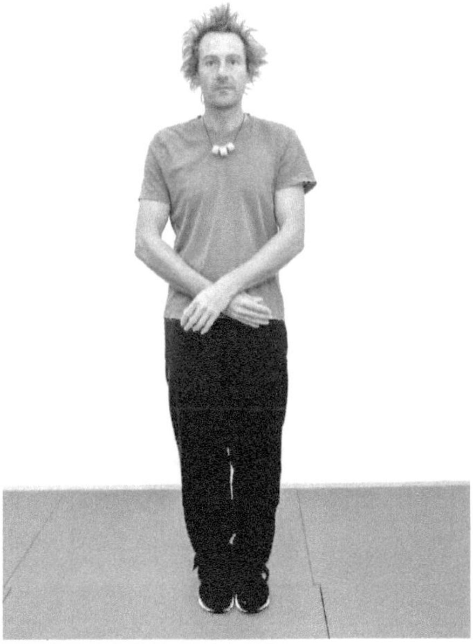

**Abb. 11-4**

- Machen Sie beim Einatmen einen weiten Schritt nach links. Dabei gehen die Arme in einem großen Bogen über außen nach oben und werden über Kopfhöhe gestreckt und gekreuzt. Der Blick folgt dabei der Bewegung der Hände (▶ Abb. 11-5).

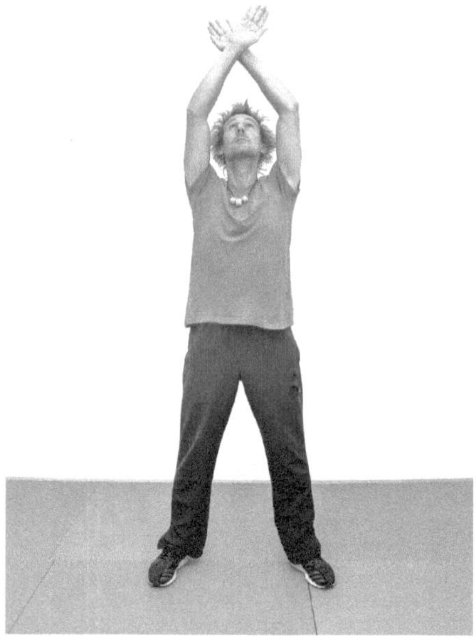

Abb. 11-5

- Beim Ausatmen geht das linke Bein zurück in die Mitte, sodass sich die Fußinnenknöchel wieder berühren. Die Arme werden währenddessen gekreuzt vor dem Körper abgesenkt. Der Blick geht dabei wieder nach vorne (▸ Abb. 11-6).

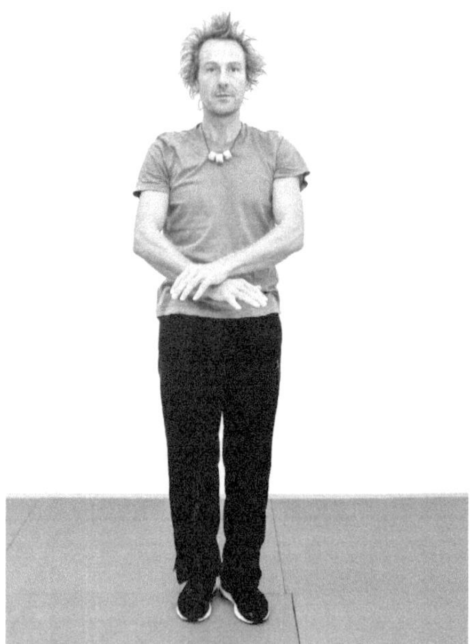

Abb. 11-6

- Machen Sie beim nächsten Einatmen einen großen Schritt nach rechts und verlagern Sie Ihr Gewicht. Die Arme gehen wieder über außen nach oben und werden über Kopfhöhe gestreckt und gekreuzt. Der Blick folgt dabei den Händen.
- Beim Ausatmen geht das Bein zurück in die Mitte, während die gekreuzten Arme vor dem Körper abgesenkt werden und der Blick wieder nach vorne geht.
- Machen Sie beim nächsten Einatmen wieder einen großen Schritt nach links usw.
- Wiederholen Sie die Übung zehnmal.

**Hinweise:**

1. Sorgen Sie für ausreichend Platz um sich herum, da die Übung etwas raumgreifender ist.
2. Das Ein- und Ausatmen geschieht möglichst durch die Nase.
3. Der Skill hat eine antidissoziative Wirkung, weil der Blick immer wieder nach oben, über die horizontale Blickrichtung hinaus, geht und das Gehirn mit dem Halten des Gleichgewichts beschäftigt ist.
4. Die Übung eignet sich gut als Anfangs- und/oder Endritual der Körperskillsgruppe oder auch als Morgenritual, um körperlich aktiviert und mental zentriert in den Tag zu starten.

## 11.6 Atemübungen – Übersicht

Jede Übung wird zehn- bis 15-mal wiederholt (▸ auch Online-Material zu diesem Buch).
Während der Übungen wird möglichst durch die Nase ein- und ausgeatmet.

### Übungen

#### »Fußgashebelatmung«

- Einatmen → Fußspitze hochziehen/Ausatmen → Fußspitze senken

#### »Mittelfingerpressatmung«

- Auf Bauchnabelhöhe Mittelfinger fest gegeneinanderdrücken; Arme sind unter Spannung
- Spannung drei Atemzüge halten

#### »Pranayama«

- »Victory-V-Finger« an die Nase legen
- Rechtes Nasenloch zuhalten – einatmen
- Beide Nasenlöcher zuhalten und bis sieben zählen
- Linkes Nasenloch zuhalten und maximal ausatmen

#### »Schnüffelatmung«

- Fünfmal schnüffelnd durch die Nase einatmen, dann maximal ausatmen

**»Windmühlenatmung«**

- Arme gekreuzt vor dem Körper
- Beim Einatmen: Schritt nach links (Gewicht verlagern); Arme gehen über außen nach oben und werden über Kopf gekreuzt; Blick folgt den Armen
- Beim Ausatmen: linkes Bein zurück in die Mitte; Arme gekreuzt vor dem Körper nach unten nehmen; Blick geht wieder nach vorne
- Beim nächsten Einatmen – Schritt nach rechts (Gewicht verlagern) usw.

# 12 Körperwahrnehmung

## Einleitung und Ziele

Eines der wesentlichen Ziele der Körpertherapie im Rahmen der DBT ist die Verbesserung der Körperwahrnehmung und Körperakzeptanz der Borderline-Patientinnen. Das Körperbild, das ich von mir habe, ist immer eine Kombination aus physiologischen und psychischen Komponenten. Viele Menschen mit Borderline-Problemen stehen ihrem Körper ablehnend gegenüber und die Auseinandersetzung damit ist oft sehr schambesetzt. Ein Großteil der Patientinnen hat sich über Jahre hin in einem invalidierenden Umfeld mit Abwertungen der eigenen Person und des eigenen Körpers bewegt, sei es im familiären Rahmen oder im Bereich der Peer-Group, wo es nicht selten zu Mobbingerfahrungen kam. Auch z.T. jahrelange Missbrauchs- und Gewalterfahrungen haben bei vielen Patientinnen für ein tief im Körpergedächtnis verwurzeltes Misstrauen gesorgt. Ein Sich-Einlassen auf ihren Körper wird dadurch erschwert und die Herausbildung eines stark negativen Körper- und Selbstbildes mitverursacht.

Körperschema, Körperbild, Selbstbild und das Körpererleben können durch neue Erfahrungen und daraus resultierende neue Bewertungen verändert werden. Dabei ist die Grundvoraussetzung jedes Veränderungsprozesses die Wahrnehmung dessen, was gerade bei mir im Körper (auch auf kognitiver Ebene) »los ist«. Wenn mir diese Wahrnehmung fehlt, kann ich nur schwerlich situationsadäquat reagieren und die zu meinem aktuellen Zustand passenden Skills anwenden. Knapper formuliert:

**Merke**
Ohne Körperwahrnehmung ist keine Veränderung möglich! Vor jeder Veränderung kommt die Wahrnehmung.

Körperwahrnehmung ist (neuro-)physiologisch betrachtet ein hochkomplexes Geschehen. Dabei kommt es zu einem Zusammenspiel der Verarbeitung von Reizen der Außenwelt über die fünf Sinne (Exterozeption) sowie von intraphysischen Reizen von Millionen Rezeptoren in der Hautoberfläche, den Tiefenrezeptoren und Rezeptoren in den Muskeln und Sehnen (Interozeption). Diese Rezeptoren melden z.B. Informationen über die Länge des jeweiligen Muskels an das Zentralnervensystem zurück. Ohne dieses Zusammenspiel wären wir nicht fähig, uns unserer Körperlage im Raum bewusst zu sein, und könnten weder laufen, Rad fahren noch schreiben. Exterozeption und Interozeption können mit Wahrnehmungsübungen gezielt trainiert und beeinflusst werden. Da die Körperwahrnehmung immer nur dreidimensional möglich ist, sind Bewegung und Berührung grundlegende »Trainingsfaktoren« in der Arbeit an und mit dem

Körper. Es geht darum, praktische Erfahrungen an und mit dem Körper zu machen; es geht um ein konkretes Erleben des eigenen Körpers.

Zu Beginn dieses Kapitels stellen wir zwei Modelle vor, die sich in der körpertherapeutischen Arbeit mit Borderline-Patientinnen bewährt haben, um das komplexe Thema Wahrnehmung für den Alltagsgebrauch zu differenzieren und anwendbarer zu machen. Es folgt mit dem Pendeln die Darstellung einer praktischen Übung zum »Wise mind«, der Verbindung von Körper und Psyche. Ein größerer Abschnitt widmet sich dem Themenkomplex »Wahrnehmung und Berührung« und stellt heraus, weshalb Berührung für den menschlichen Entwicklungsprozess so bedeutsam ist. Darin wird die aus dem Shiatsu entlehnte manuelle Drucktechnik vorgestellt. Diese ist in besonderer Weise dafür geeignet, dass sich auch Patientinnen mit Störungen der Körperakzeptanz in einem geschützten Rahmen auf neue Erfahrungen mit ihrem Körper einlassen können. Neben der ausführlichen Darstellung der Rahmenbedingungen finden sich hier auch Instruktionen und Hinweise zur Nachbereitung der Übung, damit die Patientin bestmöglich davon profitieren kann. Die anschließend vorgestellte Igelballmassage ist eine weitere Übung, die für Patientinnen ein guter Einstieg in das Thema »Umgang mit Berührung« sein kann.

**Die Ziele dieses Kapitels in der Übersicht**

- Erkennen von Frühwarnzeichen und Verändern von dissoziativen Zuständen bzw. Zuständen hoher Anspannung
- Diskriminieren lernen zwischen alter und neuer Erfahrung
- Training des expliziten Gedächtnisses
- Sich auf neue Körpererfahrungen einlassen können
- Neubewerten von Körpererleben
- Differenzieren lernen zwischen Eigen- und Fremdwahrnehmung
- Eine neue neuronale Bahnung im Zentralnervensystem aufbauen
- Vertrauen aufbauen und erleben, dass das Vertrauen nicht enttäuscht wird

## 12.1 Die drei Phasen der Wahrnehmung

Dies ist ein theoretisches Modell, das sich zur Differenzierung des komplexen Wahrnehmungsprozesses in der praktischen Arbeit mit Borderline-Patientinnen bewährt hat. Das Modell bildet die Basis für viele der Körperwahrnehmungsübungen.

Wir unterscheiden drei Wahrnehmungsdimensionen:

**1. Phase** Was nehmen meine fünf Sinne aus der Umwelt auf? (Exterozeption)
Die differenzierte Wahrnehmung mit den fünf Sinnen vermittelt Realität.
Beispiele: Wärme, Kälte, Farben, Musik, Gerüche, Geschmack

**2. Phase** Wie ordne ich die Signale aus meinem Körper ein? (Interozeption)
Die differenzierte Wahrnehmung der Körpersignale vermittelt Körperbewusstsein.
Beispiele: Hunger, Durst, volle Blase, Schmerzen, juckende Nase

**3. Phase** Wie werte ich diese Informationen? (Kognitive Verarbeitung)
Die kognitive Verarbeitung ist das Tor zu den Gefühlen.

Wenn die Patientin ihre Sinne trainiert, kann sie Außen- und Inneneindrücke neuronal differenzierter verarbeiten. In manchen Kliniken gibt es eine sog. 5-Sinne-Gruppe, in der die Wahrnehmung über die Sinneskanäle (im Modell nach Perls die 1. Phase) thematisch im Zentrum steht und praktisch geübt wird.

**Merke**
**Trainieren/Üben ist der Weg zur Veränderung der Körperrealität.**

Auch im Rahmen der DBT-Körpertherapie werden mit der Patientin für sie passende »Hausaufgaben« abgesprochen, mit deren Hilfe sie das differenzierte Wahrnehmen trainieren kann. Dies können beispielsweise folgende Aufgaben sein:

- »Riechen Sie die nächste Woche immer mal wieder bewusst an einem Lavendelsäckchen, bis der Duft Ihnen vertraut ist.«
  Falls die Patientin Albträume hat, aus denen sie nachts manchmal desorientiert aufwacht, kann der Duft des auf dem Nachttisch liegenden Lavendelsäckchens schnell Orientierung vermitteln und beruhigen.
- »Schreiben Sie so differenziert wie möglich auf, welche körperlichen Phänomene Sie bei Anspannung/Dissoziation wahrnehmen.«
- »Nehmen Sie in der kommenden Woche in den Fokus Ihrer Aufmerksamkeit, wann Sie Durst/Hunger verspüren.«
  Manche Patientinnen neigen dazu, die entsprechenden Körpersignale durch motorische Aktivität zu übergehen. Berichte wie »An einem Acht-Stunden-Arbeitstag komme ich gar nicht zum Trinken, das mache ich dann, wenn ich zu Hause bin« sind ein deutliches Indiz dafür, dass die Patientin wahrscheinlich erst wieder lernen muss, ihr Durstgefühl überhaupt wahrzunehmen. Was für viele Menschen selbstverständlich sein mag, müssen Menschen mit Schwierigkeiten in der Körperwahrnehmung (wieder) lernen: Essen, wenn ich Hunger habe; warme Socken anziehen, wenn ich kalte Füße habe; mich bewegen, wenn ich mich verspannt fühle.

## 12.2 Das Auge der Wahrnehmung

Die Patientinnen beschreiben oft, sich im Gefühlschaos zu verlieren und nicht genau mitzubekommen, wie das passiert. Die dysfunktionale Kaskade, die dann in Gang kommt, lautet: Gefühlchaos → Spannungsanstieg → Dissoziation oder Selbstverletzung.

Das »Auge der Wahrnehmung« ist eine Übung, die der Patientin helfen kann, im erlebten Chaos die Kontrolle zu behalten bzw. zurückzugewinnen. Dazu fokussiert die Patientin ihre Aufmerksamkeit auf die drei folgenden Aspekte und beleuchtet die aktuelle Situation auf diese Weise »wie mit einer Taschenlampe« (▸ Abb. 12-1):

**Körperhaltung** Wie sitze/stehe ich gerade da?

**Gedanken** Was denke ich gerade?

**Gefühle** Welche Gefühle sind in diesem Moment präsent?

Falls das *Gefühl* nicht identifiziert werden kann, ist möglicherweise folgende Frage hilfreich, um dem Gefühl »auf die Spur« zu kommen: Welchen Handlungsimpuls habe ich gerade?

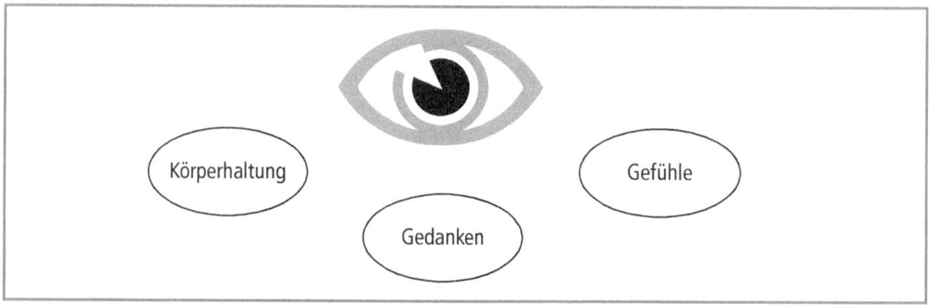


**Abb. 12-1** Das Auge der Wahrnehmung

Wenn die Patientin ihre Wahrnehmung auf diese Weise differenziert, kann ihr das helfen, Abstand zum inneren Arousal zu gewinnen. Dies kann eine dysfunktionale Dynamik unterbrechen und die Patientin dabei unterstützen, klarer zu bekommen, was gerade los ist und welche Skills sie ggf. benötigt. Sie nimmt dadurch eine Metaebene ein (in der DBT spricht man auch von der Position des »neutralen Beobachters«). Auf diese Weise kommt es zu einer De-Identifikation mit Gedanken und Gefühlen: »Ich *bin* nicht der Gedanke/das Gefühl, ich *habe* einen Gedanken/ein Gefühl.«

Diese Satellitenposition eröffnet Handlungsspielräume:
**Körperhaltung** Wenn die Patientin wahrnimmt, wie ihre aktuelle Sitzhaltung (z. B. Blick nach unten, verschränkte Beine, Arme vor dem Körper verschränkt) dazu beiträgt, »schlecht drauf« zu sein, kann sie ihre Körperhaltung sofort verändern. Sie kann z. B. aufstehen, den Kopf aufrichten, bewusst im Raum umherschauen, die Arme lösen und nach unten hängen lassen.

**Merke**
Sobald ich die Körperhaltung verändere, können sich Gedanken und Emotionen verändern.

Das Motto lautet hier – analog dem Umgang mit Zuständen hoher Anspannung und bei verstärkter Dissoziationsneigung: Bewegen statt Erstarren!

**Gedanken** Der Einsatz eines Gedankenstopp-Skills (► Kap. 14.2) kann das aktuelle Erleben verändern.

**Gefühle** Die Wahrnehmung der aktuellen emotionalen Befindlichkeit und die Akzeptanz dessen, was gerade ist, eröffnet Entscheidungsmöglichkeiten, wie ich mit der aktuellen Situation umgehen möchte.

**Merke**
Wer seine Gefühle in dem Augenblick wahrnimmt, in dem er sie erlebt, der kann sich entscheiden, was er tun will. Er kann dem Gefühl dann gemäß oder entgegengesetzt handeln oder es abschwächen.

## 12.3 Eine Übung zum »Wise Mind«

Marsha Linehan, die Begründerin der DBT, bezeichnet mit dem Begriff »Wise mind« die Schnittmenge zwischen unserem emotionalen Verstand (dem »Bauchgefühl«) und dem rationalen Denken (► Abb. 12-2). Eine klassische rationale Entscheidungshilfe in der DBT ist z. B. die Pro-Contra-Liste oder die 4-Felder-Liste.

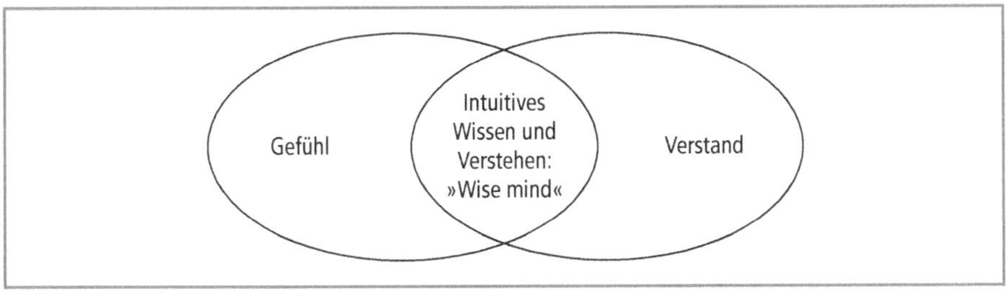


**Abb. 12-2** »Wise Mind« nach Marsha Linehan

Bei manchen Entscheidungsprozessen ist es hilfreich, sowohl die emotionale als auch die rationale Perspektive zu integrieren, um zu einem intuitiven Wissen darüber zu gelangen, was für mich persönlich stimmig und richtig ist.

Eine praktische Möglichkeit aus der Hypnotherapie, diese Art der Entscheidungsfindung zu üben, ist die Technik des Pendelns. Über das Pendel, das über die Nervenenden der Finger mit dem Zentralnervensystem verbunden ist, kann – so die Theorie – das im Körper verankerte intuitive Wissen und Verstehen bei einer Entscheidungssituation miteinbezogen werden.

### Übung

**»Entscheide dich mit Fantasie«**

**Material:** Ein ca. 40 cm langes Stück Nähgarn oder Wolle und ein Fingerring. Der Garn- oder Wollfaden wird durch den Ring gezogen und am Ende verknotet, was seine Länge auf 20 cm halbiert.
Vorab erhalten die Patientinnen diese »Gebrauchsanweisung« in schriftlicher Form:
*Manchmal kommst du mit der Pro-Contra-Liste einfach nicht weiter. Mit der folgenden Übung kannst du Entscheidungen kreativ angehen. Dein Unterbewusstes weiß nämlich längst, was du wirklich willst. Stärke deine Intuition. Das Ergebnis kannst du dann ganz sachlich auswerten. Du nutzt das Zusammenspiel von Körper und Psyche, indem du deine rechte Gehirnhälfte »anzapfst«. Mit dem Pendel kannst du über die feinen Muskeln und Nerven deiner Finger Kontakt zu deinem Unterbewusstsein aufnehmen.*

Die folgenden Instruktionen sind als Selbstinstruktionen zu verstehen, die die Patientin sich selbst gibt, und daher in Du-Form formuliert:

- Lege die »Sprache« deines Pendels fest:
  - Was heißt »Ja«? (Zum Beispiel könnte das ein Kreis im Uhrzeigersinn sein.)
  - Was heißt »Nein«? (Das könnte ein Kreis in Gegenrichtung sein.)
  - Was heißt »weiß nicht«? (Das könnte eine gerade Linie von rechts nach links und umgekehrt sein. Das würde dir zeigen, dass die Dinge noch im Fluss sind.)
- Nimm den Faden zwischen Daumen und Zeigefinger der linken (!) Hand. Stütze den Ellenbogen auf eine Tischplatte und halte die Hand ruhig.
- Jetzt stelle dir eine Frage, die mit Ja oder Nein beantwortet werden kann. Du musst die Frage nicht laut aussprechen.

## 12.4 Körperwahrnehmung und Berührung

Körperkontakt und Berührung sind menschliche Grundbedürfnisse und elementar wichtig für den Entwicklungsprozess von Säuglingen und Kleinkindern. Berührung und sanfte Massagen können die Entwicklung von Körper und Gehirn bei Frühgeborenen fördern. Hautkontakt mit den Eltern hilft Babys, Atmung, Kreislauf und Stoffwechsel zu stabilisieren.

Umgekehrt können ein Mangel an Körperkontakt und fehlende emotionale Zuwendung schwere Folgen für Psyche und Körper des heranwachsenden Kindes haben. Die körperliche und geistige Entwicklung können gestört oder verzögert ablaufen, was sich z.B. in motorischer Verlangsamung, Apathie, Wutanfällen oder Angstzuständen äußern kann.

### Exkurs

Viel zitiert wird in diesem Zusammenhang ein Experiment Friedrichs II. im 13. Jahrhundert. Der wissenschaftsinteressierte Kaiser hatte den Wunsch, die »Ursprache« des Menschen herauszufinden. Zu diesem Zweck ließ er Säuglinge isolieren, die von Ammen versorgt wurden. Die Ammen waren für das körperliche Wohl der Säuglinge zuständig, gaben ihnen zu essen und zu trinken, ihnen war aber verboten, mit den Kindern zu sprechen oder ihnen in irgendeiner Weise emotionale Zuwendung zukommen zu lassen. Auch zärtliche Berührungen der Säuglinge waren den Ammen untersagt. Die Idee hinter dieser Versuchsanordnung war, dass die Kinder unbeeinflusst von äußeren Faktoren eigenständig zur Sprache finden und damit die menschliche Ursprache enthüllen würden. Tragischerweise starben die emotional vernachlässigten Säuglinge allesamt.

Doch nicht nur Kleinkinder, auch Adoleszente und Erwachsene jeder Altersstufe reagieren positiv auf Berührung. Grundvoraussetzung dafür ist, dass die Berührung in einem vertrauensvollen Rahmen und in einem klaren Kontext stattfindet. Dazu gehört immer die auf Freiwilligkeit gründende Zustimmung zum Berühren und Berührtwerden.

Die verschiedensten komplexen Systeme des menschlichen Organismus reagieren auf Berührung:

- Der Vagusnerv, der größte Nerv des parasympathischen Nervensystems, wird durch Berührung stimuliert. Das parasympathische Nervensystem ist für Ruhe und Regeneration zuständig und die berührungsbedingte Vagusstimulation sorgt für ein Herunterfahren des körperlichen Systems. So nimmt u.a. die Herzfrequenz ab und die Atmung verlangsamt und vertieft sich. Wenn man ein Kind, das gerade hingefallen ist und weint, in den Arm nimmt oder ihm tröstend den Rücken streichelt, entspannt es sich spürbar, atmet seufzend aus und beruhigt sich.
- Berührung wirkt regulierend auf das muskuläre System. Die in den Muskeln befindlichen Rezeptoren sorgen etwa für eine vermehrte Durchblutung des Muskels.
- Das Immunsystem wird angeregt.
- Die Ausschüttung von Hormonen wird aktiviert, etwa des Bindungshormons Oxytocin.

Berührung und Körperkontakt setzen vielfältige biochemische Prozesse im Körper in Gang. Bildlich gesprochen könnte man sagen: »Die innere Apotheke öffnet sich.«

Die Thematik »Körperwahrnehmung und Berührung« ist für viele Menschen mit Borderline-Problemen aversiv und schambesetzt. Nichtsdestotrotz zeigen unsere Erfahrungswerte aus einigen Jahrzehnten Körpertherapie, dass geschätzt

95 % aller Patientinnen bereit waren, sich in einem klar definierten therapeutischen Setting auf neue Erfahrungen einzulassen.

### 12.4.1 Die Shiatsu-Technik

Als guter Einstieg in den Umgang mit Berührung hat sich die Shiatsu-Technik bewährt. Shiatsu ist eine im asiatischen Raum entwickelte manuelle Therapie, bei der mittels Fingerdruck (japanisch »Shi« = Finger, »Atsu« = Druck) und Druck mit den Handballen auf definierten Energiebahnen des Körpers Ungleichgewichte des Organismus ausgeglichen werden sollen. Von dieser Therapiemethode nutzen wir im Rahmen der DBT-Körpertherapie primär die Behandlungs*technik*, bei der die Hände mit deutlich starkem und gleichmäßigem Druck den Rücken der Patientin bearbeiten. Die Patientin soll währenddessen spüren, was es gerade zu spüren gibt. Insofern handelt es sich um eine Achtsamkeitsübung mit Berührung, bei der die Patientin eine neue Erfahrung mit ihrem Körper machen kann.

Die Behandlung wird auf dem bekleideten und oft zusätzlich noch mit einer Decke zugedeckten Rücken der Patientin ausgeführt. Dieses geschützte Setting kann die Hemmschwelle für Menschen senken, die eigentlich nichts mit dem eigenen Körper zu tun haben wollen. Der Rücken ist neurophysiologisch gesehen der am wenigsten repräsentierte Teil des Körpers in Bezug auf die Rezeptorendichte. Dennoch ist er erfahrungsgemäß die am ehesten geeignete Körperpartie für den Einstieg in das Thema Körperwahrnehmung und Berührung.

Unter Berücksichtigung der folgenden Voraussetzungen kann Shiatsu auch von männlichen Therapeuten bei Patientinnen angeboten werden.

#### Voraussetzungen

Bestimmte Bedingungen erleichtern diese Erfahrung:

**Vertrauensvolle Beziehung** Eine vertrauensvolle Beziehung zwischen Patientin und Therapeutin besteht. Damit diese Vertrauensbasis sich entwickeln kann, bedarf es einer gewissen Zeitspanne, weshalb die Arbeit mit Berührung im Verlauf der Stufe 2 der stationären DBT-Therapie zu verorten ist. Wenn ich mir als Therapeutin unsicher bin, ob Shiatsu zu diesem Zeitpunkt eine gute Intervention ist, sollte ich es eher sein lassen. Es gilt auch, die eigenen Grenzen zu beachten.

**Merke**
**Wenn ich nicht das Vertrauen habe, dass die Patientin einordnen kann, was ich tue, mache ich mit ihr kein Shiatsu!**

**Transparenz** Die Patientin ist darüber informiert, was Shiatsu ist, weshalb es eine sinnvolle therapeutische Intervention sein kann und wie sie davon profitieren kann. Außerdem wird die Patientin über den detaillierten Ablauf der Übung informiert. Diese Erläuterungen werden mit der Patientin während des Termins vor der eigentlichen Shiatsu-Behandlung besprochen. Auf diese Weise wird verhindert, dass die Patientin sich überrumpelt fühlt. Sie hat dadurch genügend Zeit, ein Commitment für die Arbeit mit Berührung in der nächsten Therapiestunde herzustellen – oder festzustellen, dass sie dafür (noch) nicht bereit ist.

**Sicheres Umfeld** Ein sicheres Umfeld ist etabliert. Der Therapieraum ist der Patientin bereits vertraut. Es ist sichergestellt, dass während der Behandlung keine äußere Störung stattfindet: Die Kollegen sind informiert und platzen währenddessen nicht überraschend herein. Smartphones sind stummgeschaltet.

**Musik** Mit der Patientin wurde Musik ausgewählt, die sie entspannend findet. Entweder bringt die Patientin eigene Musik mit oder man schlägt ihr mittels Hörbeispielen welche vor.

**Duft** Die Patientin hat einen Duft ausgewählt (Duftöl, Creme oder Parfüm), der von ihr als angenehm wahrgenommen wird und beruhigend auf sie wirkt. Dieser sollte aber nicht schon assoziativ besetzt sein. Der Duft sollte beispielsweise nicht an das Weihnachten ihrer Kindheit erinnern oder in ihrem Alltag sehr präsent sein (wie z. B. ihr Lieblingsparfüm).

Der Einsatz von Musik und Duft dient dem Ankern im Hier und Jetzt über zwei der fünf Sinne. Diese »Ankerung« reduziert die Wahrscheinlichkeit des dissoziativen Wegdriftens und erhöht die Wahrscheinlichkeit, dass die neue Erfahrung von der Patientin bewusst im expliziten Gedächtnis gespeichert werden kann. Auf diese Weise kann die Patientin »umlernen«, falls sie beispielsweise in ihrem impliziten Gedächtnis traumatische Körpererfahrungen gespeichert hat, die ihre ablehnende Einstellung ihrem Körper gegenüber unbewusst bestimmen.

Die Patientin kann dadurch lernen, zu diskriminieren zwischen dem, was jetzt ist und was sie jetzt erlebt, und inwieweit ihr »Körpergedächtnis« die aktuelle Erfahrung beeinflusst und bewertet. Hilfreiche Metaphern für diesen Unterscheidungsprozess können die »Tagesschau« (gegenwärtiges Erleben) und der »Heimatfilm« (Erfahrungen im impliziten Gedächtnis, die durch das aktuelle Erleben getriggert werden) sein.

## Exkurs

### Explizites und implizites Gedächtnis

Das **explizite Gedächtnis** wird auch »Wissensgedächtnis« genannt. Hier sind Inhalte und Ereignisse gespeichert, die bewusst und aktiv wahrgenommen und gelernt wurden. Diese können aktiv abgerufen und berichtet werden. Das können allgemeine Fakten sein (z. B. Vokabeln oder die Hauptstadt von England), aber auch bewusst erinnerte Episoden und Ereignisse aus dem eigenen Leben. Das Ereignis kann im Hinblick auf Zeit, Ort und Ablauf wiedererinnert werden; das Erinnerte hat Realitätsbezug. Der Speicherort des expliziten Gedächtnisses ist vor allem der Neokortex, also die Großhirnrinde.

**Explizites Lernen** ist die bewusst-selektive und kontrollierte Aufnahme von Informationen, auf die später auch wieder aktiv und bewusst zugegriffen werden kann. Dadurch kann Kontrolle über das eigene Verhalten gewonnen werden, weil es auf Erfahrungen und Informationen aus dem expliziten Gedächtnis beruht. Diese Art von Lernen wird im Skillstraining angestrebt!
Im Gegensatz dazu sind im **impliziten Gedächtnis** Erfahrungen gespeichert, die das Erleben und Verhalten eines Menschen beeinflussen, ohne dass die handlungsleitenden Erinnerungen bewusst werden. Beispielsweise kann ein Mensch als Kind von einem Hund erschreckt worden sein. Als Erwachsener hat dieser Mensch vielleicht noch immer Angst vor Hunden, ohne sich aber an die konkrete Situation von damals erinnern zu können.
Das implizite Gedächtnis ist eng mit dem limbischen System verbunden, dem Teil des Gehirns, das unter anderem der Verarbeitung von Emotionen dient. Traumatische Erfahrungen werden meist im impliziten Gedächtnis gespeichert und können oft nicht chronologisch, sondern eher diffus erinnert werden. Aktuelle Erfahrungen (z. B. ein bestimmtes Geräusch oder ein bestimmter Geruch) können diese impliziten Gedächtnisinhalte aktivieren/triggern.
**Implizites Lernen** ist die Speicherung von Informationen im Gehirn, ohne dass der »Lernprozess« dabei bewusst wäre – das Lernen geschieht »wie nebenbei« (▸ das Hundebeispiel oben). Das Problem an diesen unbewusst gespeicherten Informationen ist, dass sie das menschliche Verhalten so beeinflussen können, dass es automatisiert und ohne bewusste Steuerung abläuft.

**Rahmenbedingungen** Die Rahmenbedingungen sind mit der Patientin abgesprochen: Die Dauer der Übung sowie die behandelten Körperteile und die Ausgangsstellung wurden mit der Patientin vereinbart. Bei der ersten Behandlung wird in der Regel 15 Minuten lang ausschließlich der Rücken behandelt. Mit der Patientin wird geklärt, dass der Rücken bis zum Kreuzbein geht, wo das Gesäß beginnt. In einer Folgebehandlung können nach Absprache auch die Beine bis hinunter zu den Fußsohlen einbezogen werden.

Kürzer als 15 Minuten sollte die Behandlung nicht sein, weil es etwa zehn Minuten dauert, um das vegetative Nervensystem auf Ruhe umzustellen. Ausnahme: Die Patientin bricht die Behandlung von sich aus vorzeitig ab (▸ den folgenden Punkt »Stopp-Signal«).

Die Ausgangsstellung ist meistens die Bauchlage. Ist die Bauchlage nicht möglich, kann sich die Patientin alternativ auf einen Hocker setzen und ihren Oberkörper auf einem Tisch ablegen. Eventuell wird der Oberkörper dabei mit einem Kissen unterlagert. Die Therapeutin sitzt oder steht bei dieser Ausgangsstellung hinter der Patientin.

**Nonverbales Stopp-Signal** Mit der Patientin wurde ein nonverbales Stopp-Signal vereinbart (z. B. Hand heben), um die Behandlung jederzeit eigenkontrolliert abbrechen zu können. Der Patientin wird deutlich vermittelt, dass es bei der Übung nicht darum geht, etwas auszuhalten. Das muss nicht zwingend bedeuten, die Übung gleich abzubrechen. Es kann auch heißen, auf andere Art für sich zu sorgen. Falls die Patientin z. B. Schmerzen im Nackenbereich verspürt und den Impuls hat, den Kopf anders zu lagern, sollte sie diesem Impuls folgen.

**Grundlagen der Achtsamkeit** Mit der Patientin wurden die Grundlagen der Achtsamkeit wiederholt einschließlich der drei Was-Modalitäten (wahrnehmen, beschreiben, teilhaben) und der drei Wie-Modalitäten (annehmend, konzentriert, wirkungsvoll). Eine genauere Ausführung dazu findet sich im Kapitel 7 »Körperbezogene Achtsamkeitsübungen«.

## Ablauf

- Die Patientin nimmt die Ausgangsstellung (in der Regel die Bauchlage) ein (▸ Abb. 12-3).

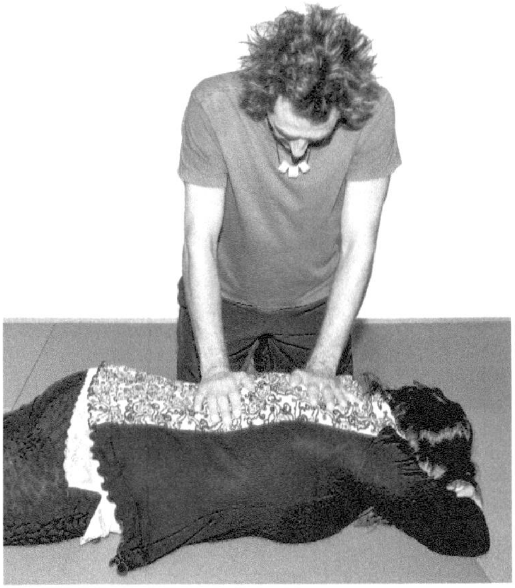

**Abb. 12-3**

- Die Patientin wird mit einem Laken oder einer Decke zugedeckt, um ihr ein Geborgenheitsgefühl zu geben: »Ich decke Sie jetzt zu. Nicht weil es kalt ist, sondern weil Ihnen dies ein Gefühl der Geborgenheit vermitteln soll.«
- Die Patientin entscheidet für sich selbst, ob sie die Augen während der Übung schließen möchte oder offen lässt.
- Die Therapeutin lässt die mit der Patientin abgesprochene Musik laufen und träufelt auf den Handrücken der Patientin etwas von dem zuvor miteinander vereinbarten Duft. Die Patientin soll den Duft bewusst »erschnuppern«. Die Aktivierung des akustischen und olfaktorischen Sinnessystems soll die Patientin im Hier und Jetzt ankern für die nun folgende Behandlung.
- Die Patientin bekommt den Auftrag: »Spüren Sie achtsam, was es jetzt zu spüren gibt. Wenn Gedanken oder Bewertungen auftauchen, lassen Sie diese ziehen wie Wolken am Himmel und kommen Sie immer wieder zu dem zurück, was Sie sich vorgenommen haben, nämlich das zu spüren, was es jetzt zu spüren gibt.«
- Die Hände, die Handballen oder die Daumen der Therapeutin wandern mit

konkretem, festen Druck auf der Rückenmuskulatur vom Kreuzbein bis zur Halswirbelsäule, »als ob eine große Katze auf dem Rücken spazieren geht«. Behandelt wird ausschließlich auf den Muskeln, auf den Knochen wird kein Druck ausgeübt!
- Während der Behandlung wird nur das unbedingt Notwendige gesprochen.
- Wenn ich mir als Behandlerin nicht sicher bin, ob die Behandlung für die Patientin gerade stimmig ist oder ob die Patientin vielleicht gedanklich abdriftet, kann ich sie fragen: »Ist der Druck so passend für Sie? Sind Sie noch dabei? Wo sind Sie mit Ihrer Aufmerksamkeit gerade?« Ansonsten wird die Behandlung ohne verbalen Austausch durchgeführt, damit der Fokus der Patientin beim Wahrnehmen dessen bleibt, was sie körperlich unmittelbar erfährt.
- Die Behandlung endet mit dem Ausstreichen des Rückens.
- Die Patientin wird gebeten, noch eine Minute liegenzubleiben, um das eben Erfahrene nachwirken zu lassen. Die Therapeutin kann hierzu kurz den Raum verlassen.
- Nach Ablauf der Minute erfolgt folgende Instruktion: »Strecken und räkeln Sie sich wie eine Katze. Kommen Sie langsam mit Ihrer Präsenz in den Raum zurück. Setzen Sie sich auf und riechen Sie noch einmal bewusst den Duft auf Ihrem Handrücken.«

## Nachbesprechung

- Um das Erlebte im Bewusstsein zu verankern, wird mit der Patientin anschließend besprochen, was sie in den vergangenen 15 Minuten wahrgenommen hat. Hierzu können folgende Fragen dienen:
  - Was haben Sie während der Behandlung erlebt?
  - Konnten Sie dabei bleiben, nur zu spüren, oder sind Sie von Ihren Gedanken abgelenkt worden?
  - Gab es darunter besonders drängende Gedanken?
  - Konnten Sie wieder zum Spüren zurückkommen?
  - Gab es Körperstellen, die Sie als besonders angenehm oder unangenehm empfunden haben?

  Die Frage nach den Gedanken bezieht sich auf den »inner talk« der Patientin. Dieser innere Kommentator ist bei den meisten Menschen den ganzen Tag aktiv und gibt zu allem seinen »bewertenden Senf« dazu, was geschieht und erfahren wird. Diesen Kommentator überhaupt mitzubekommen, ist für viele Patientinnen ein Aha-Erlebnis.
- Die Therapeutin kann der Patientin ihre Fremdwahrnehmung zur Verfügung stellen, damit sie diese mit ihrer Eigenwahrnehmung vergleichen kann.
  Formulierungsbeispiele: »Wenn Sie möchten, kann ich Ihnen gerne mitteilen, wie ich die Behandlung erlebt habe. Ich konnte sehen, dass es Ihnen am Anfang noch etwas schwerfiel; Sie haben sich viel bewegt und unruhig geatmet. Nach ungefähr zehn Minuten sind Sie in eine tiefe Atmung gekommen und schienen körperlich entspannter. Das habe ich gesehen, vielleicht haben Sie es auch ganz anders erlebt.«

- Aufseiten der Patientin können während der Behandlung oder im Anschluss Selbstabwertungen, Selbsthass, Ekel und andere Gefühle auftauchen. Diese gilt es zu benennen und als Resultate des »inner talks« der Patientin kenntlich zu machen. Auch kann mit der Patientin beispielsweise besprochen werden, wie sie einen »Waffenstillstand mit sich selbst« herstellen könnte. Automatische Gedanken und Grundannahmen, die deutlich wurden, werden in der Einzeltherapie weiterbearbeitet.
- Ich validiere die Patientin, dass sie sich auf diese neue Erfahrung einlassen konnte und »über ihren Schatten gesprungen« ist. Ich benenne, dass eine Massage eine wertschätzende Form der Zuwendung ist.
  Abschließend bedanke ich mich bei der Patientin für das Vertrauen, sich auf die Behandlung einzulassen.

### 12.4.2 Die Igelballmassage

Die Igelballmassage hat sich als Einstieg in das Thema »Umgang mit Berührung« bei Patientinnen bewährt, die Probleme mit dem direkten Körperkontakt haben.

Vorab wird mit der Patientin vereinbart, welche Körperteile mit dem Igelball behandelt werden. Außerdem legen wir die Dauer der Behandlung fest (zwischen zehn und 25 Minuten).

Der Igelball wird bei der Übung mit festem, eindeutigem Druck abgerollt. Bei der Patientin kann nachgefragt werden, ob der Druck für sie stimmig ist. Ansonsten gelten die Voraussetzungen, wie sie ausführlich im Abschnitt zur Shiatsu-Technik dargestellt sind.
**Material:** Igelball, ein der Patientin angenehmer Duft, Slow-Beat-Musik.

#### Übung im Liegen

**Ausgangsstellung:** Bauchlage auf der Physioliege. Eventuell ist die Patientin mit einem Leintuch zugedeckt, wenn sie dies wünscht.

#### Übung

- Den Igelball auf die rechte Fußsohle aufsetzen und den gesamten Fuß abrollen. Die Zehen und den Fuß umranden. Langsam an der Wade in kreisenden Bewegungen Richtung Kniekehle hoch und wieder zurück. Zwei- bis dreimal.
- Dann am äußeren Oberschenkel zur Hüfte hoch und wieder zurück. Zwei- bis dreimal.
- Das Gleiche auf der linken Seite.
- Dann den Ball auf das Kreuzbein setzen und langsam den Beckenkamm rechts und links bearbeiten. Ebenfalls zwei- bis dreimal.
- Auf der seitlichen Muskulatur des Rückens rechtsseitig in kreisenden Bewegungen Richtung Schulterblatt rollen, dieses zwei- bis dreimal umranden, dann die Nackenmuskulatur bearbeiten bis zur Halswirbelsäule.

- Anschließend folgen die Schultermuskulatur, der Ober- und Unterarm sowie die Hand (soweit sie frei liegt). Dann wieder zurück über Schulter, Schulterblatt, neben der Wirbelsäule bis zum Kreuzbein.
- Danach wird die andere Seite bearbeitet.
- Wieder am Kreuzbein angekommen, fragen wir die Patientin: »Wo wollen Sie den Ball als Abschluss noch einmal spüren?« Dem Wunschkörperteil widmen wir uns zwei bis drei Minuten.

## Übung im Sitzen

**Ausgangsstellung:** Die Patientin sitzt auf einem Stuhl und stützt ihre Arme vorne auf der Physioliege oder einem Tisch ab. Die Arme können eventuell mit einem Kissen unterlagert werden. Wichtig ist, dass die Patientin bequem und entspannt sitzt. Die Therapeutin sitzt oder steht hinter der Patientin.

## Übung

- Die Behandlung beginnt auf der rechten Seite des Kreuzbeins. Auf der seitlichen Muskulatur des Rückens rechtsseitig in kreisenden Bewegungen Richtung Schulterblatt rollen, dieses zwei- bis dreimal umranden, dann die Nackenmuskulatur bearbeiten bis zur Halswirbelsäule.
- Anschließend folgen die Schultermuskulatur, der Ober- und Unterarm sowie die Hand. Dann wieder zurück über Schulter, Schulterblatt, neben der Wirbelsäule bis zum Kreuzbein.
- Danach wird die andere Seite bearbeitet.
- Wieder am Kreuzbein angekommen, fragen wir die Patientin: »Wo wollen Sie den Ball als Abschluss noch einmal spüren?« Dem Wunschkörperteil widmen wir uns zwei bis drei Minuten.

**Hinweise:**

- Die Druckstärke kann individuell variiert werden. Währenddessen bei der Patientin nachfragen, ob der Druck von ihr als stimmig empfunden wird.
- Der Igelball wird nicht auf knöchernen Strukturen (z. B. der Wirbelsäule) abgerollt!
- Der Schambereich und die Innenseite des Oberschenkels werden bei der Igelballmassage ausgespart!
- Die Nachbesprechung der Übungen orientiert sich an den Fragen, die bei der Shiatsu-Technik aufgeführt sind.

**Effekte:**

1. Starker sensorischer Reiz.
2. Reaktive Entspannung der Muskulatur.
3. Für die Patientin werden Körpergrenzen spürbar (sensible Qualitäten).

# 13 Nähe und Distanz

## Einleitung und Ziele

Viele Borderline-Patientinnen äußern in ihren Therapiezielen den Wunsch, Umgang mit Nähe zu lernen. Auch sich abzugrenzen, ohne einen Beziehungsabbruch herbeizuführen, ist immer wieder Thema. Insgesamt sind die Probleme mit Nähe und Distanz im zwischenmenschlichen Bereich vielschichtig.
Manche Patientinnen meiden Situationen, in denen ihnen Menschen körperlich zu nahe kommen könnten, und verzichten auf Kinobesuche oder das Fahren mit dem Aufzug. Andere berichten über hohe Anspannungszustände und dissoziative Phänomene bei schlecht vermeidbaren sozialen Situationen wie dem Warten in der Supermarktschlange oder der Fahrt mit öffentlichen Verkehrsmitteln. Andere Patientinnen haben Probleme damit, rechtzeitig zu registrieren, ab wann ihnen ein anderer Mensch zu sehr »auf die Pelle« rückt. Oder es fällt ihnen schwer, auf körperliche Grenzüberschreitungen klar zu reagieren, weil sie befürchten, den anderen Menschen damit zu enttäuschen.

In der therapeutischen Arbeit fällt oft auf, dass Borderline-Patientinnen wenig Gespür für sich selbst und für zwischenmenschliche Situationen haben. Soziales Lernen geschieht in der Regel dadurch, dass das Verhalten von engen Bezugspersonen abgeschaut und angeeignet wird – und in dieser Hinsicht hatten die Patientinnen oft wenig hilfreiche Vorbilder. Viele haben in ihrer Herkunftsfamilie die Erfahrung von Übergriffen und der Nichtbeachtung ihrer Grenzen gemacht. Vor diesem Hintergrund sind die späteren sozialen Unsicherheiten und Schwierigkeiten der erwachsenen Borderline-Patientinnen sehr nachvollziehbar.

Im Rahmen der DBT-Körperskills wird den Patientinnen Wissen darüber vermittelt, welche Abstandsregeln in unserem mitteleuropäischen Kulturkreis »sozial gesetzt« und angemessen sind. In konkreten Übungen wird außerdem erfahrbar, mit welchen vegetativen Symptomen und Frühwarnzeichen der Körper reagiert, wenn andere Menschen diese Grenzen überschreiten.

Manche Patientinnen haben so große Schwierigkeiten mit körperlicher Nähe, dass selbst das Aufnehmen von Blickkontakt und das Händeschütteln schwerfallen. Daher werden diese »Techniken« praktisch erprobt. Außerdem werden unterschiedliche Abgrenzungsstrategien geübt, um sich potenziell übergriffige Menschen »vom Leib halten« zu können.

Inhaltlich gibt es hierbei Überschneidungen mit den Ausführungen im folgenden Kapitel 14 »Selbstwert«, insbesondere mit den dort erläuterten Übungen für selbstsicheres Verhalten (► Kap. 14.4).

**Die Ziele dieses Kapitels in der Übersicht**

- Wissen erwerben, welche Abstandsregelungen in unserem Kulturkreis im zwischenmenschlichen Umgang normativ gesetzt sind
- Die eigenen physiologischen Reaktionen und körperlichen Frühwarnzeichen erfahren, die bei körperlicher Nähe bzw. Grenzüberschreitung ausgelöst werden
- Die Wirkung von bestimmten nonverbalen Signalen (z. B. Blickkontakt, Nase-Nabel-Kontakt) auf andere erfahren und diese in der zwischenmenschlichen Interaktion zielgerichtet zum Kontaktaufbau bzw. zum Abgrenzen einsetzen können

## 13.1 Zonen und Abstandsregeln

Aufgrund eines oft geringen Selbstwertgefühls entscheiden viele Borderline-Patientinnen meist nicht aktiv, wie nahe ihnen jemand kommen darf, sondern überlassen dem anderen die Initiative. Die anderen sind in der – gedanklichen – Hierarchie meistens höhergestellt und ihnen werden mehr Rechte zugestanden. Gerade dissoziale Persönlichkeiten nehmen diese Opfermentalität instinktiv wahr und nutzen sie oft aus.

Um entscheiden zu können, ob ein anderer Mensch gerade eine angemessene Distanz zu mir einhält oder nicht, gibt es zwei Möglichkeiten: Entweder kann ich die Informationen nutzen, die mir mein Körper in Form von vegetativen Frühwarnzeichen bei körperlichen Grenzüberschreitungen »sendet« (darauf wird im nächsten Unterkapitel näher eingegangen). Oder ich habe gelernt und weiß, welche Abstandsregeln in unserem Kulturkreis gelten, und kann auf dieser kognitiven Basis das Distanzverhalten eines anderen Menschen mir gegenüber einschätzen.

Nicht wenige Borderline-Patientinnen nehmen die Signale ihres Körpers nicht wahr bzw. wissen nicht, wie sie diese deuten sollen. Für viele ist es daher hilfreich, Anhaltspunkte dafür zu kennen, welche Körpergrenzen in unserem mitteleuropäischen Kulturkreis die Norm sind. Dadurch können die Patientinnen Überschreitungen ihrer Grenzen durch andere Menschen ggf. schneller feststellen und darauf reagieren.

Eine griffige theoretische Darstellung zu dieser Thematik, die viele Patientinnen als sehr brauchbar zurückgemeldet haben, haben wir bei Vera Birkenbihl gefunden und für unsere Zwecke abgewandelt (Birkenbihl 2014).

Der Raum, der jeden Menschen umgibt, kann in drei Zonen eingeteilt werden:

1. die Intimzone
2. die persönliche Zone
3. die soziale Zone

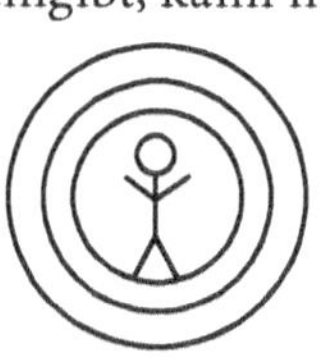

Jede Zone grenzt an die andere.

### 13.1.1 Die Intimzone

Die Intimzone wird im Englischen »bubble« (Blase) genannt, weil sie unseren Körper wie eine zweite Haut umgibt. Innerhalb unserer Blase fühlen wir uns in der Regel sicher.

**Merke**
In unserem mitteleuropäischen Kulturkreis beträgt die Intimzone ca. eine Unterarmlänge um den Körper.

Nur wenn wir einem anderen Menschen Vertrauen schenken, lassen wir ihn freiwillig in unsere Intimzone hinein. Das heißt aber umgekehrt nicht, dass wir jeden Menschen, dem wir vertrauen, in unsere Intimzone hineinlassen *müssten*! Auch in einer festen Beziehung gibt es keinen Automatismus, unerlaubt die Intimzone des anderen zu überschreiten.

**Merke**
Jeder Mensch hat das Recht, selbst zu bestimmen, welchen anderen Menschen er in seine Intimzone lässt und welchen nicht. Jeder, der über die Grenze meiner Intimzone gehen möchte, darf dies nur mit meiner Erlaubnis!

Es gibt immer wieder Situationen, in denen uns andere Menschen unerlaubt zu sehr »auf die Pelle« rücken, d. h. uns körperlich näher als die besagte eine Unterarmlänge kommen. Das kann z. B. der Ex-Partner sein, der zur Begrüßung noch immer einen Kuss auf die Wange drückt. Oder es ist der Chef, der einem bei einer Besprechung jovial den Arm um die Schulter legt. Oder es ist die Mutter, die ihrem – inzwischen erwachsenen – Kind an der Kleidung herumzupft. All diese Aktionen wirken an sich harmlos, sind aber jedes Mal ein Eingriff in die Intimzone der Betroffenen!

Manchen Menschen machen diese Grenzüberschreitungen wenig aus, sie reagieren vielleicht dezent genervt, verdrehen lediglich die Augen und schieben den anderen von sich weg. Anderen Menschen verursacht dieses unfreiwillige Eindringen in ihre Intimzone Unwohlsein und Stress. Immer gilt:

**Merke**
Jemand, der die Intimzone eines anderen verletzt, respektiert auch die Person nicht.

Wenn ich jemandem einmal die Erlaubnis gegeben habe, über die Grenze meiner Intimzone zu gehen, und sich dann das persönliche Verhältnis zueinander ändert, reichen nonverbale Körpersignale oft nicht aus. Dem Ex-Freund muss meistens zusätzlich verbal signalisiert werden, dass sich etwas geändert hat (»Ich will das nicht mehr!«).

Der Körper reagiert auf die unfreiwillige Verletzung der Intimzone und auch der persönlichen Zone mit der Ausschüttung von Stresshormonen, d. h. der Körper macht sich auf physiologischer Ebene bereit für Angriff oder Flucht (die physiologischen Hintergründe der Stressreaktion werden ausführlicher im Kap. 8 »Stresstoleranz-Skills« erläutert). Dies zeigt sich z. B. durch geballte Fäuste, angehaltenen Atem, eine angespannte Kiefermuskulatur oder Hitzewallungen im Gesicht. Borderline-Patientinnen berichten auch oft, sich in diesen Situationen »wie eingefroren« zu fühlen und gar nicht mehr reagieren zu können.

### 13.1.2 Die persönliche Zone

Die persönliche Zone beginnt da, wo die Intimzone endet, d. h. ab einer Unterarmlänge um den Körper. Wenn ich den Arm ausstrecke, um jemandem die Hand schütteln zu können, markiert diese Distanz die Außengrenze der persönlichen Zone.

In unsere persönliche Zone lassen wir freiwillig all jene Personen hinein, mit denen wir vertrauter im Kontakt sind, die uns aber nicht so nahe stehen, dass sie unsere Intimzone betreten dürfen. Dies sind in der Regel gute Freunde, Familienmitglieder oder Kollegen, mit denen uns ein herzliches Verhältnis verbindet.

Wenn wir jemandem notgedrungen so nahe kommen müssen, dass wir uns in seiner persönlichen Zone befinden (Warteschlange, Aufzug, Straßenbahn), behandeln wir ihn laut ungeschriebenem Vertrag als *Non-Person*: Wir vermeiden den Blickkontakt, versteifen uns, wir sprechen nicht miteinander oder wenn, dann nur das Nötigste (z. B. »Der Platz ist frei«).

Diese Konvention ist anerzogen. Kinder starren die Frau im Aufzug noch ungeniert an oder fragen den »Onkel« neben ihnen, was er in der Tasche hat, die er in der Hand hält.

### 13.1.3 Die soziale Zone

Die soziale Zone grenzt an die persönliche Zone. Sie beginnt ungefähr ab einer Armlänge vom Körper entfernt.

Die soziale Zone ist für soziale Kontakte oberflächlicher oder offizieller Art reserviert, z. B. für entfernte Bekannte, Chefs, Ärzte.

Manche Borderline-Patientinnen haben solch ein großes Problem mit Nähe, dass sie zu anderen Menschen keinen Blickkontakt aufnehmen geschweige denn anderen Menschen zur Begrüßung die Hand geben können. Die derzeitigen Corona-bedingten Abstandsregeln kommen diesem Vermeidungsverhalten entgegen. Doch wenn wir davon ausgehen, dass die herkömmlichen Konventionen irgendwann wieder gelten, ist Folgendes wichtig:

**Merke**
Wenn ich am sozialen Leben teilnehmen möchte, ist es unabdingbar, Blickkontakt zu einem Gegenüber aufbauen und eine Nähe zu anderen bis auf Armlänge aushalten zu können (z. B. um jemandem die Hand zu geben).

Jemandem zur Begrüßung die Hand zu geben und dabei Blickkontakt aufzunehmen entspricht unserer mitteleuropäischen gesellschaftlichen Norm und ist ein sozial adaptives Verhalten, das trainiert werden kann. Je öfter ich dies übe, desto selbstverständlicher wird es. Eine konkrete Übung dazu findet sich im Abschnitt 13.2.3 »Kontaktaufnahme«. Nach dem Handgeben und dem Blickkontakt wieder mehr körperliche Distanz zum anderen einzunehmen ist völlig in Ordnung.

## 13.2 Körperwahrnehmungsübungen zu Nähe und Distanz

Die Körpersprache ist ein mächtiges Instrument, um sich mit dem Thema Nähe und Distanz weiterzuentwickeln. Vor jeder Entwicklung und Veränderung steht die Wahrnehmung. Die folgenden vier Übungen zur Körperwahrnehmung werden in der Körperskillsgruppe durchgeführt, jeweils zwei Übungen an einem Gruppentermin. Die Übungen gehören in den Bereich der zwischenmenschlichen Fertigkeiten.

### 13.2.1 Übung 1: Meine Grenze

Nach der theoretischen Vermittlung der Abstandsregeln und Zonen geht es nun darum, anhand praktischer Übungen »zu spüren, was man schon weiß«.

Bei der ersten Nähe-Distanz-Übung geht es um die Frage: Wie kann ich bemerken, wo meine Grenze ist?

**Material:** Keines.

**Ausgangsstellung:** In der Gruppe werden zwei Reihen (A und B) gebildet, die sich in mindestens drei Metern Entfernung in einer sog. Gassenaufstellung gegenüberstehen. Jede Patientin hat ein Gegenüber.

#### Übung

- Die Personen der Reihe A gehen langsam auf ihr jeweiliges Gegenüber in Reihe B zu. Sobald die stehende Person in Reihe B merkt, dass der Abstand stimmig für sie ist, sagt sie deutlich »Stopp!«.
- (Zu den Personen in Reihe B:) Überprüfen Sie kurz, ob der Abstand so für Sie passt, und korrigieren Sie ihn eventuell.
- Betrachten Sie die Abstände, die bei den anderen Paaren entstanden sind.
- (Zu den Personen in Reihe B:) Teilen Sie Ihrem Gegenüber kurz mit, woran Sie gemerkt haben, dass der Abstand so stimmig ist.
- Wechsel: Stellen Sie sich wieder in zwei Reihen auf. Nun gehen die Personen der Reihe B langsam auf ihr jeweiliges Gegenüber in Reihe A zu.

### 13.2.2 Übung 2: Meine Frühwarnzeichen

Vielen Patientinnen ist nicht bewusst, ab wann ihre persönlichen Körpergrenzen von einem anderen Menschen überschritten werden.

Bei der zweiten Nähe-Distanz-Übung geht es um die Frage: An welchen Körperreaktionen kann ich feststellen, dass ein anderer Mensch mir zu nahe kommt und meine Grenze verletzt?

**Material:** Keines.

**Ausgangsstellung:** Gassenaufstellung wie in Übung 1 (Bildung zweier Reihen).

#### Übung

- Die Personen der Reihe A gehen wieder langsam auf ihr jeweiliges Gegenüber in Reihe B zu. Sobald die stehende Person in Reihe B merkt, dass der Abstand stimmig für sie ist, sagt sie deutlich »Stopp!«.
- (Zu den Personen in Reihe B:) Überprüfen Sie kurz, ob der Abstand so für Sie passt, und korrigieren Sie ihn eventuell.
- Die Personen der Reihe A machen nun – mit der Erlaubnis Ihres Gegenübers! – einen großen Schritt über die eben gesetzte Grenze, bleiben kurz stehen und gehen dann wieder einen Schritt zurück.
- (Anschließend zu den Personen in Reihe B:) Was haben Sie beim Überschreiten der Grenze gespürt? Welche Körperreaktionen haben Sie wahrgenommen?
- Stellen Sie sich wieder in Gassen auf. Nun laufen die Personen der Reihe B langsam auf ihr jeweiliges Gegenüber in Reihe A zu.

**Hinweise:** Bei dieser Übung kann die Patientin unmittelbar körperlich erfahren, ab welcher Distanz ihr »inneres Alarmsystem« anspringt. Oft genannte Körperreaktionen beim kurzzeitigen Schritt in den eigenen Grenzbereich sind:

- Enge im Brustbereich
- Herzrasen
- Luft anhalten
- Fluchtimpuls (nach hinten zurückweichen wollen)
- »Abwehrspannung« im Bauchbereich
- Fäuste ballen
- angespannte Kiefermuskulatur
- feuchte Hände
- Hitzewallung im Gesicht
- Schweißausbruch

All diese Stresssymptome sind Frühwarnzeichen des vegetativen Nervensystems, dass etwas nicht in Ordnung ist und dass die/der andere zu weit in die eigene Zone eingedrungen ist.

**Merke**
Unser vegetatives Nervensystem signalisiert die eigenen Grenzen sofort.

Wenn diese Zeichen wahr- und ernstgenommen werden, können sie der Patientin signalisieren, dass sie aktiv werden sollte, um sich abzugrenzen.

Werden dabei hinderliche Grundannahmen deutlich (z.B. »Wenn ich mich abgrenze, könnte ich den anderen enttäuschen und die Beziehung geht in die Brüche. Das könnte ich nicht ertragen«), können diese im Rahmen der Einzeltherapie weiterbearbeitet werden. Auch die Fragestellung »Was befürchte ich, wenn ich mich abgrenze?« ist ein Thema für die Einzeltherapie und nicht für die Gruppe.

**Weitere Hinweise zu den Übungen 1 und 2:**
1. Die Übungen stellen eine große Herausforderung für viele Patientinnen dar. Dies darf gerne validiert werden.
2. Je nach Situation und zeitlichen Ressourcen kann die jeweilige Übung im Anschluss noch einmal in einer anderen Zweierkonstellation durchgeführt werden. Eventuell sind hier die (Grenz-)Erfahrungen ganz andere.
3. Die Gruppenleiterin kann ihre Wahrnehmung einbringen und mitteilen, was sichtbar war.
4. Die Gruppenleiterin sollte den Patientinnen vermitteln, dass es bei der eigenen Wahrnehmung kein Richtig und Falsch gibt.

**Merke**
Jede eigene Wahrnehmung ist in sich stimmig!

5. Wenn ich Leute besser kenne, können die mir in der Regel näher kommen als fremde Menschen.
6. Die Übung kann im Alltag im Umgang mit anderen Menschen durchgeführt werden. Selbstbeobachtungsaspekte können dabei sein: Gibt es unterschiedliche Reaktionen bei verschiedenen Personen (Freunde, Bekannte, Männer/Frauen)? Gibt es Unterschiede in der Reaktion je nach aktueller persönlicher Befindlichkeit?

## 13.2.3 Übung 3: Kontaktaufnahme

Die theoretischen Ausführungen zu dieser Übung finden sich im Abschnitt 13.1.3 »Die soziale Zone«.

Bei der dritten Nähe-Distanz-Übung geht es um das praktische Einüben von Handgeben und Aufnehmen von Blickkontakt zur Kontaktaufnahme.

**Material:** Keines.

**Ausgangsstellung:** Alle stehen im Kreis. Die Oberarme sind am Körper, die Unterarme angewinkelt.

### Übung

- Beschreiben Sie mit den Unterarmen einen Kreis um den Körper (zumindest soweit es geht). Denken Sie sich diesen Kreis auch im Rücken. Stellen Sie sich vor, dass dieser Kreis Ihren Körper wie eine unsichtbare Blase umgibt. Diese Blase ist Ihre Intimzone.
- Strecken Sie Ihre Arme nach vorne und beschreiben Sie mit den gestreckten Armen einen Kreis um den Körper. Denken Sie sich diesen Kreis auch auf dem Rücken. Dies ist Ihre persönliche Zone.
- Zwei Unterarmlängen sind der Abstand, mit dem wir einer anderen Person die Hand geben. Diese Nähe samt kurzem Blickkontakt gilt es auszuhalten, wenn Sie am sozialen Leben teilnehmen möchten. Dies üben wir jetzt.

Die Gruppenleiterin geht auf jede einzelne Patientin im Kreis zu und gibt ihr die Hand. Dabei achtet sie darauf, dass die Patientin auch Blickkontakt aufnimmt.
Je nach Gruppenzusammensetzung und Gruppendynamik können die Patientinnen anschließend untereinander üben, die Hand zu geben und dabei Blickkontakt aufzunehmen.

## 13.2.4 Übung 4a: Abgrenzen

Bei der vierten Nähe-Distanz-Übung geht es um die Frage: Wie kann ich mich sozial kompetent abgrenzen bzw. die Kontaktaufnahme mit anderen dosiert gestalten?

Es werden verschiedene Möglichkeiten der nonverbalen Abgrenzung bzw. Kontaktaufnahme über die Körpersprache erfahrbar gemacht, um sie zielgerichtet einsetzen zu können.

**Merke**
Abgrenzung ist keine Ablehnung!

**Material:** Keines.
**Ausgangsstellung:** Alle stehen im Kreis.

### Übung

#### Information der Gruppenleiterin zu Beginn der Übung

Freunde und Verwandte, die Küsschen und Umarmungen als Begrüßung im Repertoire haben, kann man wirkungsvoll auf Abstand halten. Kommt jemand mit der Absicht auf mich zu, mich zu umarmen, kommt von mir folgende Reaktion:

1. Ich mache einen Schritt nach vorne (dadurch erweitere ich meine Kinesphäre, d. h. meinen Bewegungsraum) (▸ Abb. 13-1).
2. Ich strecke dem anderen rechtzeitig meinen Arm zur Begrüßung entgegen (dadurch handle ich dem Gefühl der Angst oder Hilflosigkeit entgegengesetzt).

Diese beiden Aktionen bremsen den Umarmer/die Umarmerin schnell ab und ich kann mich selbst behaupten. Wir üben diese zwei Schritte jetzt.

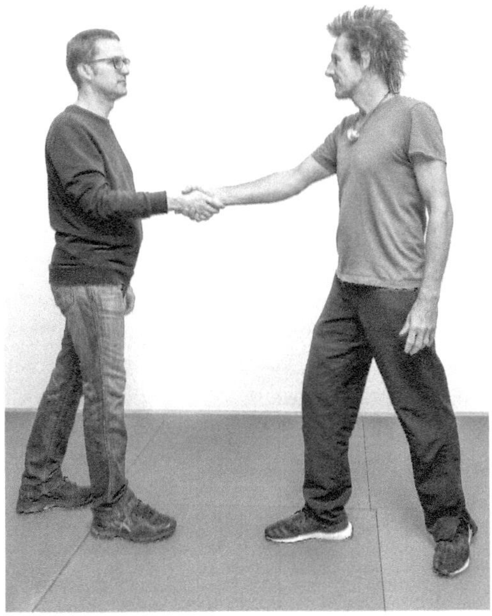

**Abb. 13-1**

### Ablauf

Die Gruppenleiterin geht auf jede einzelne Patientin im Kreis zu. Deren Aufgabe ist es, rechtzeitig einen Schritt nach vorne zu machen und den Arm zur Begrüßung auszustrecken, um die Gruppenleiterin »auszubremsen«.

**Hinweise:**

1. In die Aktivität zu kommen und dem Gefühl (Hilflosigkeit, Ohnmacht, Angst) entgegengesetzt zu handelt, eröffnet neue Handlungsmöglichkeiten.
2. Der Versuch, sich abzugrenzen, indem man nach hinten ausweicht und »flüchtet«, wenn einem ein anderer Mensch »auf die Pelle rückt«, ist meist wenig effektiv. Irgendwann steht man sprichwörtlich »mit dem Rücken zur Wand« und kann nicht mehr ausweichen, wenn der andere einen weiterhin bedrängt. In dieser Position gibt es nur noch wenige Handlungsoptionen. Ich kann dann schreien oder um mich schlagen. Oder ich dissoziiere und bin somit ohnmächtig und handlungsunfähig.
   Eine effektivere Abgrenzungsstrategie ist, die eigene Kinesphäre, d.h. den eigenen Bewegungsraum, zu vergrößern, indem ich einen Schritt nach vorne mache und den Arm zur Begrüßung ausstrecke. Auch im Tierreich ist die Vergrößerung der Kinesphäre ein probates Mittel zur Revierverteidigung. Man

denke nur an Affen, die sich maximal aufrichten, den Brustkorb nach vorne strecken und mit geballten Fäusten und gefletschten Zähnen einem Rivalen die Reviergrenzen aufzeigen. Einen ganz so extremen körpersprachlichen Ausdruck braucht es in der zwischenmenschlichen Interaktion aber in der Regel nicht!

### 13.2.5 Übung 4b: Nase-Nabel-Kontakt

Eine gut umsetzbare Möglichkeit, Nähe bzw. Distanz zu einem anderen Menschen auf nonverbale Weise zu signalisieren, ist der Einsatz des »Nase-Nabel-Kontakts«. Wenn ich einem anderen Menschen zeigen möchte, dass ich ihm zugewandt bin, wende ich ihm sowohl die Nase als auch den Oberkörper (den »Bauchnabel«) zu.

Drehe ich den Nabel etwas seitlich weg, ist der Kontakt weniger eng. Ich stehe dem anderen dann nicht mehr frontal gegenüber, kann aber weiterhin Blickkontakt aufnehmen, indem ich dem Gegenüber die Nase hinwende.

Patientinnen gehen oft aus dem Kontakt, indem sie die Nase wegdrehen. Dies hat zur Folge, keinen Blickkontakt mehr zu haben. Für das Gegenüber kann dies sehr irritierend sein. Wenn ich mit jemandem in Kontakt bleiben möchte, bedarf es zumindest hin und wieder eines Blickkontakts.

**Material:** Keines.
**Ausgangsstellung:** Alle stehen im Kreis.

#### Übung

- Die Gruppenleiterin stellt sich jeweils in ca. 1–1,5 Meter Entfernung gegenüber jeder einzelnen Patientin auf und dreht erst den Nabel seitlich weg, dann die Nase. Die Patientin soll wahrnehmen, was die veränderte Körpersprache bei ihr im Kontaktverhalten bewirkt (▸ Abb. 13-2).

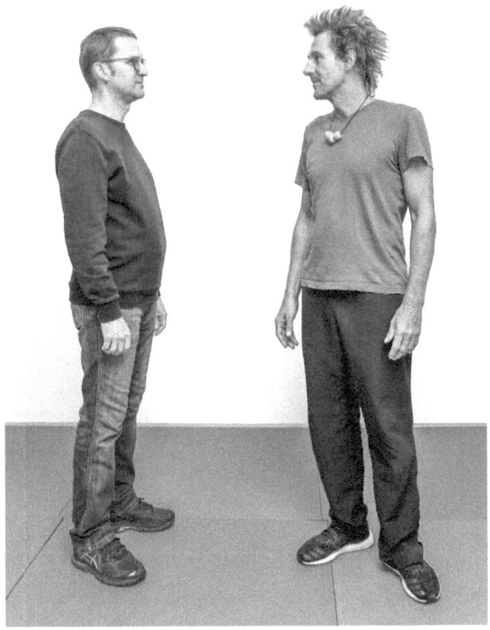

Abb. 13-2

- Anschließend setzt die Patientin den Nase-Nabel-Kontakt selbst ein, um auch hierbei die Wirkungen der veränderten Körpersprache in der zwischenmenschlichen Interaktion zu erproben.

Möglichkeiten, sich von einem anderen Menschen sozial kompetent zu distanzieren:

- Vergrößerung der eigenen Kinesphäre (Schritt nach vorne/Arm ausstrecken zum Hand geben).
- Nabel seitlich wegdrehen. Dabei hin und wieder Blickkontakt aufnehmen.

**Hinweise:**
1. Die Umsetzung der verschiedenen Varianten im Alltag ist schwierig und benötigt viel Übung und Geduld.
2. Es ist leichter, Abstände von Beginn an zu regulieren, als schon vorhandene Nähe-Distanz-Regelungen zu verändern (etwa im Freundes- oder Familienkreis).
3. Die unterschiedlichen Distanzierungsmöglichkeiten funktionieren nicht bei allen Menschen. Sind Alkohol oder Drogen im Spiel, braucht es deutliche verbale Zeichen. Ein lautes »Nein!« oder »Hau ab!« kann dann wirkungsvoller sein.

4. Stimmtraining unterstützt eine leise, schambesetzte und dünne Stimme. Es hat sich bewährt, die Stimme in der Körpereinzeltherapie durch Übungen zu stärken.

# 14 Selbstwert

*»Selbstwert wird handelnd erworben.«* (Dr. *Harald Richter)*

## Einleitung und Ziele

Die Psychopathologie der Borderline-Störung umfasst drei Dimensionen:

**TRIAS** → Störung der Identität
→ Störung der Affektregulation
→ Störung der Interaktion

Die Störung wirkt sich somit nicht nur auf die betroffene Person selbst aus, sondern auch auf die Art und Weise, wie sie mit anderen kommuniziert und mit anderen Menschen in Kontakt ist – oder eben *nicht* in Kontakt ist.

Der amerikanische Psychologe und Kommunikationsforscher Albert Mehrabian (geb. 1939) beschäftigte sich in den 1960er-Jahren mit der Frage, welche Rolle nonverbale Signale (Mimik, Stimmmodulation) in der zwischenmenschlichen Kommunikation spielen (Mehrabian 1967a, b). Ergebnis seiner Experimente war das »**7-38-55-Modell**«:

Der Mensch macht mit seinem Verhalten in der zwischenmenschlichen Kommunikation einen Gesamteindruck, der sich zusammensetzt aus

- 7 % Inhalt des Gesagten,
- 38 % Stimmmodulation (Tonfall, Betonung, Artikulation),
- 55 % Körpersprache (Körperhaltung, Mimik, Gestik).

Die Kernaussagen dieses Modells lauten:

- Die nonverbale Kommunikation ist für den Kommunikationserfolg von großer Bedeutung. Nur wenn Inhalt, Ton und Körpersprache zusammenpassen, kommt eine Botschaft glaubwürdig beim Gegenüber an.

**Merke**
**Wesentlich für eine gelungene Kommunikation ist die Kongruenz von gesprochenem Wort und Körpersprache.**

Oder, um es mit Paul Watzlawick, zu formulieren: »Wir können nicht nicht kommunizieren. Kommunikation findet immer statt, wo Menschen als soziale Wesen zusammen sind. Unser Körper verrät uns« (Watzlawick et al. 2019).

- Wenn verbale und nonverbale Aussage nicht zueinander passen, glaubt das Gegenüber Körper und Stimme mehr als dem eigentlichen Inhalt der Botschaft.

- Die Körpersprache ist von zentraler Bedeutung, um Akzeptanz im zwischenmenschlichen Kontakt zu finden. Ein Großteil der Konflikte und Missverständnisse der Patientinnen mit Borderline-Problemen im zwischenmenschlichen Bereich resultiert aus der Inkongruenz zwischen ihrer Körpersprache und dem Inhalt des Gesagten.

Viele Patientinnen berichten, nicht richtig verstanden zu werden bzw. Schwierigkeiten damit zu haben, Kontakt zu anderen Menschen zu knüpfen. Bei näherer Betrachtung der Interaktion der Patientinnen im Gespräch sind die Gründe dafür meistens offensichtlich: Viele können kaum Blickkontakt aufnehmen bzw. halten. Die Körperhaltung besteht oft aus vor dem Körper verschränkten Armen, nach unten geneigtem Kopf und im Sitzen noch zusätzlich übereinandergeschlagen bzw. ineinander verschlungenen Beinen. Manchmal zeigen die Beine auch einen »Nähmaschineneffekt« und wippen ausdauernd auf und ab. Die Mimik kann aufgrund der oft verspannten Kiefermuskulatur starr und wenig freundlich wirken. Die Stimme ist manchmal sehr leise, die Artikulation wenig deutlich.

Hintergrund für diese Auffälligkeiten auf der Verhaltensebene ist in der Regel, dass Scham die vorherrschende Emotion bei Borderline-Patientinnen ist. Bei Scham möchte man in einem Loch im Boden versinken und möglichst unsichtbar werden und nicht auffallen. Daher rührt das Sprechen mit leiser, undeutlicher Stimme, daher die Vermeidung von Blickkontakt, daher die nach außen verschlossen und abweisend wirkende Körpersprache. Auch das im Vergleich zur Norm abweichende Verhalten – seien es Selbstverletzungen oder impulsive Wutausbrüche – ist oft schambesetzt und verstärkt das Erleben: »Ich bin anders als alle anderen.«

Die Emotion Scham drängt auf der Handlungsebene dazu, sich zu verstecken. Daher ist es eine besondere Herausforderung für viele Patientinnen, dieser Emotion entgegengesetzt zu handeln. Das Commitment der Patientin vorausgesetzt, wird daran in kleinen Schritten gearbeitet, was für den Alltag vor allem heißt: **Vermeiden vermeiden!**

**Merke**
Arbeit am Selbstwert ist immer Arbeit gegen die Scham!

Zum Aufbau dieses Kapitels: Zunächst geht es darum, mit der Patientin herauszufinden, woran sie im Bereich Selbstwert gerne arbeiten und was sie konkret verändern möchte. Dazu kann neben einigen Orientierungsfragen das Arbeitsblatt »Die vier Säulen des Selbstwerts« hilfreich sein. Im Anschluss geht es um Skills, mit denen die Patientin automatisierte selbstabwertende und selbstlimitierende Gedanken erkennen und unterbrechen kann. Der zentrale Teil des Kapitels beschäftigt sich mit Übungen, mit deren Hilfe die Patientin lernen kann, ihre Körpersprache (Körperhaltung, Mimik, Blickkontakt) zu modifizieren. Dies soll ihr ermöglichen, selbstsicherer zu wirken und sich auf längere Sicht auch selbstsicherer zu fühlen. Außerdem dienen die Übungen dazu, die nonverbalen körpersprachlichen Signale in der zwischenmenschlichen Interaktion zielgerichtet einsetzen zu können.

**Die Ziele dieses Kapitels in der Übersicht**

- Die eigenen Ziele im Hinblick auf Selbstwert/Selbstachtung klar formulieren können
- Selbstabwertende Gedanken wahrnehmen und stoppen können
- Die eigene Körpersprache (Körperhaltung im Stehen/Sitzen/Gehen, Mimik, Blickkontakt) wahrnehmen und modifizieren lernen
- Mir der Außenwirkung meiner Körpersprache bewusst sein
- Die Körpersprache in der zwischenmenschlichen Interaktion zielgerichtet einsetzen können, z. B. zur Kontaktaufnahme oder zum Abgrenzen

## 14.1 »Die vier Säulen des Selbstwerts«

In den Therapiezielen der Borderline-Patientinnen findet sich häufig der Wunsch, »mehr Selbstwertgefühl« zu entwickeln oder einen »besseren Umgang mit sich selbst« haben zu wollen. Diese Ziele sind zu unkonkret, um im Rahmen der Körpertherapie effektiv damit arbeiten zu können. Daher kommt es zunächst darauf an, die Ziele im Hinblick auf die individuelle Problematik der Patientin konkreter zu formulieren. Erst wenn die Ziele überprüfbar (operationalisierbar) sind, kann die Patientin für sich feststellen, inwieweit bestimmte Übungen und Maßnahmen dazu beitragen, diesen Zielen näherzukommen.

Folgende Fragen können dafür als Orientierung dienen:

- Was genau meint die Patientin, wenn sie von »mehr Selbstwertgefühl« oder »besserer Selbstachtung« spricht?
- In welchen konkreten Situationen fühlt sie sich unsicher?
- Sind Versagensängste ein Grund für Vermeidungsverhalten?
- Hat die Patientin Mobbingerfahrung oder sozialen Ausschluss erlebt?
- Welche automatisierten Gedanken tauchen bei ihr immer wieder in Bezug auf ihren Selbstwert auf?
- Wie kommentiert ihr »innerer Kritiker«?
  Der innere Kritiker zeigt sich manchmal in Situationen, in denen die Patientin etwas Neues lernt und dabei Fehler macht. Wie geht die Patientin z. B. damit um, wenn ihr beim Jonglieren lernen der Jonglierball auf den Boden fällt? Verurteilt sie sich dann mit Sätzen wie »Dafür bin ich zu blöd!« und möchte sie das Üben der neuen Fertigkeit am liebsten gleich aufgeben?
- Kennt die Patientin ihre eigenen Grundannahmen und Glaubenssätze?
  Eine Grundannahme ist eine automatisierte Selbstattribution oder ein Glaubenssatz, der nicht mehr hinterfragt, sondern als Realität betrachtet wird. Grundannahmen, die sich bei Patientinnen mit Borderline-Problemen häufig finden, sind z. B.: »Ich bin eklig.« – »Ich bin zu blöd für alles!« – »Ich hab es nicht verdient, dass es mir gut geht.«
- Bestehen Selbstabwertung oder Selbsthass?

Dieser Fragenkatalog ist nicht als Punkt für Punkt abzuarbeitende Checkliste zu verstehen, sondern benennt Kriterien, die hilfreich sein können, um das weite Feld »Selbstwert/Selbstachtung« auf eine konkrete Arbeitsebene zu bringen.

Ein weiteres Instrument dafür ist das Arbeitsblatt »Die vier Säulen des Selbstwerts« (nach Potreck-Rose & Jacob 2019) (▸ Tab. 14-1; ▸ auch Online-Material zu diesem Buch). Dieses Arbeitsblatt zeigt, dass Selbstwert ein komplexes Gebäude mit vielen Aspekten und Puzzleteilen ist. Aus zeitlichen Gründen nutzen wir in der Körpertherapie vornehmlich die erste Säule, die Selbstakzeptanz, um Therapieziele mit der Patientin im Bereich Selbstwert zu finden.

**Tab. 14-1** Arbeitsblatt »Die vier Säulen des Selbstwerts« (nach Potreck-Rose & Jacob 2019)

| **SELBSTWERT** | | | |
|---|---|---|---|
| **SELBST-AKZEPTANZ Positive Einstellung zu sich selbst als Person** | **SELBST-VERTRAUEN Positive Einstellung zu eigenen Fähigkeiten und Leistungen** | **SOZIALE KOMPETENZ Erleben von Kontaktfähigkeit** | **SOZIALES NETZ Eingebundensein in positive soziale Beziehungen** |
| zufrieden mit sich sein | etwas gut können | mit Menschen umgehen können | befriedigende Partnerschaft |
| einverstanden mit sich sein | etwas gut machen | sich schwierigen Situationen gewachsen fühlen | befriedigende Familienbeziehungen |
| sich wertschätzen | etwas erreichen | flexibel reagieren können | Freunde haben |
| eins mit sich sein | etwas durchhalten | positive Resonanz spüren | sich verlassen können/verlässlich sein |
| sich in sich selbst zu Hause fühlen | etwas lassen können | Nähe/Distanz regulieren können | wichtig sein für Andere |
| Intrapersonelle Dimension | | Interpersonelle Dimension | |

Aus den Bausteinen dieser ersten Säule soll sich die Patientin eine **Einstellung zu sich selbst** aussuchen, die sie sich für sich wünschen würde, und farblich markieren. Im zweiten Schritt geht es darum, konkrete **Beispiele** zu suchen, wie sie diese Einstellung zu sich konkret verwirklichen könnte.

Nehmen wir an, die Patientin entscheidet sich für den Baustein »sich in sich selbst zu Hause fühlen«. Weiterführende Fragen könnten dann sein: »Wie würde das konkret aussehen, wenn Sie sich in sich selbst zu Hause fühlen? Woran könnten Sie erkennen, dass Sie diese Einstellung zu sich gefunden haben?« Als mögliche Antworten kämen infrage: »Mein Gesicht im Spiegel anschauen können, ohne mich gleich abzuwerten« oder »Eine positive Aussage von jemand anderem zu meiner Person annehmen können« oder »Mir bewusst etwas Gutes tun können«.

Man kann mit der Patientin auch nach Beispielen für Wohlfühlmomente in ihrem Leben suchen. Dies kann z. B. eine schöne Erinnerung an einen Sonnenaufgang, ein gutes Körpergefühl beim Baden mit einem für sie wohlriechenden Badezusatz oder ein Kinobesuch mit einer Freundin sein.

Da Selbstwert handelnd erworben wird, wird mit der Patientin herausgearbeitet, wie sie ins **konkrete Handeln** kommen kann, um die gewünschte Einstellung zu verwirklichen. So kann sie sich z. B. eine Handcreme kaufen, um täglich drei Minuten lang bewusst ihre Hände damit einzucremen und zu pflegen. Oder die Patientin beschließt, jeden Morgen nach dem Aufstehen die »Windmühlenatmung« (▶ Kap. 11.5) zu üben, um präsent in den Tag starten zu können.

Vielen Patientinnen muss der Mythos genommen werden, dass man Selbstwert entweder hat oder nicht hat und dass er unveränderlich ist.

**Merke**
Selbstwert wird handelnd erworben. Ich kann aktiv etwas dafür tun, mein Selbstwertgefühl zu verändern.

## 14.2 Skills zum Gedankenstopp

Als größtes Hindernis für Veränderungen stellen sich oft die eigenen Gedanken der Patientin heraus, ihr – oft selbstabwertender – »inner talk«. Um diesem »auf die Schliche« zu kommen, können folgende Fragen hilfreich sein: »Welche Gedanken verhindern, dass Sie sich in sich selbst zu Hause fühlen/sich wertschätzen/zufrieden mit sich sind usw.? Was sagt Ihr innerer Kritiker dazu?«

Vor jeder Veränderung kommt die Wahrnehmung. Das heißt in diesem Fall, dass die Patientin über die Beobachtung ihrer inneren Gedankenmonologe mitbekommt, welche Einstellung sie sich selbst gegenüber hat.

Wenn ein Kind von seinen Eltern oder anderen nahestehenden Personen viele Male die Botschaft mitgeteilt bekommt: »Du kannst nichts« oder »Du bist eine Last für uns«, wird es diese Botschaft nach und nach internalisieren. Im Laufe der Jahre können sich tief greifende negative Grundannahmen über die eigene Person entwickeln. Diese werden nicht selten als »Wahrheit« gewertet, die nicht mehr hinterfragt wird (z. B. »Ich bin nicht gut genug!« oder »Ich habe nicht verdient, ein gutes Leben zu haben!«). Diese Glaubenssätze legen den Rahmen dafür fest, was der jeweilige Mensch für möglich und erreichbar hält, und können sehr einschränkend wirken.

**Merke**
Jahrelange Selbstabwertung führt zu einer verzerrten Selbstwahrnehmung.

Die eigenen Grenzen zu verändern, setzt die Bereitschaft zur Veränderung voraus. Viele Patientinnen sagen sich von vornherein: »Das schaffe ich nicht! Das kriege ich sowieso nicht hin!« Diese Einstellung wirkt eigenlimitierend.

Wenn ich etwas verändern möchte, gilt es zunächst, die selbstbegrenzenden und selbstabwertenden Gedanken wahrzunehmen. Diese sind mit einer CD vergleichbar, die im Kopf immer wieder gestartet wird. Der Inhalt der CD ist wenig originell, dennoch läuft sie meist in Dauerschleife. An diesen automatisierten Gedanken im Kopf zu arbeiten ist nicht einfach. Ein gutes Werkzeug hierfür ist der »Gedankenstopp«, der die Gedanken zwar nicht verändert, aber Raum dafür schafft, dass etwas Neues entstehen kann. Oder – um im Bild zu bleiben: Das Anhalten der CD ist die Voraussetzung dafür, sie wechseln zu können. Statt die immer gleichen Gedanken immer wieder zwanghaft zu Ende zu denken und mir letztlich damit zu schaden, versuche ich, die CD frühzeitig zu stoppen.

Im Folgenden stellen wir einige Gedankenstopp-Skills vor, die sich in der Praxis bewährt haben. Diese Skills folgen einem allgemeinen Prinzip:

1. Wahrnehmen, was ist
   (»Die alte CD läuft wieder. Ich hänge gerade in meinen gedanklichen Grübelschleifen fest, die mich runterziehen«)
2. Aktiv werden und ins Handeln kommen
   (Dazu kann man ggf. einen Schlüsselreiz setzen wie das Gummiband im ersten Gedankenstopp-Skill)

Die Patientinnen suchen sich einen Gedankenstopp-Skill aus und trainieren ihn, bis er wie selbstverständlich abläuft. Viele Wiederholungen werden zu trainierten Handlungen, auf die im Notfall schnell zugegriffen werden kann. Die in der DBT oft erwähnte Metapher dafür: Die Feuerwehr übt auch nicht erst, wenn es brennt.

### 14.2.1 Wahrnehmen und Beschreiben

Dieser Skill besteht aus drei Schritten.

#### Übung

**1. Schritt: Gummiband ziehen**

Als Material für diesen Skill benötigt man ein buntes Haushaltsgummiband aus dem Bastelladen. Die Patientin trägt das Gummiband um das Handgelenk. Wenn sie feststellt, dass sie in negativen Grübelschleifen festhängt, zieht sie das Gummiband an der Kleinfingerseite und lässt es los. Der leichte, spitze Schmerzreiz soll als Signal dafür dienen, ins Handeln zu kommen. Das heißt in diesem Fall aufzustehen.

**2. Schritt: Aufstehen**

Durch das Aufstehen wird eine Veränderung des Muskeltonus und der Körperhaltung bewirkt.

**3. Schritt: Aus dem Fenster schauen und beschreiben, was ich sehe**

Ich kann z. B. die verschiedenen Grüntöne der Bäume draußen beschreiben. Oder ich zähle die Autos, die draußen vorbeifahren, oder die Menschen, die vorbeilaufen.
Aus dem Fenster zu schauen bringt die Wahrnehmung nach außen und weg von den Gedanken. Durch die Augenbewegungen verändern sich die Hirnströme.

## 14.2.2 Schnipp-Kick und Zählen

### Übung

- Aufstehen. Den linken Arm nach oben zur Decke strecken und das linke Knie anheben.
- Mit den Fingern der linken Hand schnippen. Der linke Unterschenkel kickt bei jedem Schnippen nach vorne (als wolle man einen großen Ball wegschießen). Dabei jeden »Schnipp-Kick« zählen.
- Nach zehn Durchgängen auf rechts wechseln: Die rechte Hand schnippt und der rechte Unterschenkel kickt. Wieder bis zehn zählen.
- Den Ablauf mehrmals wiederholen.

**Effekt:** Durch das Halten des Gleichgewichts und die Konzentration auf das Zählen wird die Aufmerksamkeit von den Grübelgedanken abgezogen. Außerdem kommt es zu einer Aktivierung von rechter und linker Gehirnhälfte (▸ auch Kap. 8.2.2, Übung Schnipp-Kick).

## 14.2.3 Tennisball prellen

### Übung

- Aufstehen. Einen Tennisball mit der rechten Hand auf den Boden prellen und mit der linken Hand fangen und wieder wechseln. Jedes Prellen mitzählen.
- Mindestens eine Minute zwischen rechter und linker Hand hin und her prellen und mitzählen.

**Effekt:** Durch die Konzentration auf das Werfen, Fangen und Zählen wird die Aufmerksamkeit von den Grübelgedanken abgezogen.

### 14.2.4 Tennisball und Tieralphabet

#### Übung

- Aufstehen. Einen Tennisball von rechts nach links werfen oder prellen und wieder wechseln.
- Bei jedem Werfen oder Prellen eine Tierart nach dem Alphabet nennen (»Affe« – »Bär« – »Chamäleon« usw.).
- Statt Tierarten kann man z. B. auch von einer beliebigen Zahl in 7er-Schritten rückwärts zählen oder alles aufzählen, was grün ist.

**Effekt:** Die Übung ist sehr anspruchsvoll und die Konzentrationsleistung hoch. Negative Selbstgespräche werden effektiv unterbunden.

### 14.2.5 Mentale Gedankenstopps

Die folgenden Skills sind eher für »Fortgeschrittene« geeignet. Ihr Vorteil ist, dass es sich um heimliche Skills handelt, die kein Außenstehender mitbekommt.

#### Meta-Ebene einnehmen

#### Übung

Statt sich mit dem Gedanken zu identifizieren (»Ich bin der Gedanke«), wird er wie aus einer Satellitenposition heraus betrachtet (»Da ist ein Gedanke.«). Es handelt sich hierbei um einen Achtsamkeitsprozess: Der Gedanke wird als vorübergehendes Phänomen im Gehirn wahrgenommen, das kommt und wieder geht. Ich kann dieses Phänomen im Kopf wie ein Forscher aus einer inneren Distanz heraus beobachten, ohne darauf reagieren zu müssen.

#### Realitätsüberprüfung

#### Übung

Der Grübelgedanke wird auf seinen Realitätsgehalt hin untersucht und seine Botschaft relativiert: Ein Gedanke ist lediglich *eine* mögliche Sichtweise auf die Realität, aber nie »die Wahrheit«.

- Benenne den Gedanken genau.
- Überprüfe die Tatsachen und Fakten, auf denen der Gedanke beruht: Wie hoch ist die Wahrscheinlichkeit, dass deine Bewertung der Realität entspricht?
- Wie können die Tatsachen und Fakten noch anders interpretiert werden? Welche alternative Sichtweisen gibt es?
- Welches Experiment könnte ich machen, um die (vermeintlichen) Fakten zu überprüfen?

### Grundannahmen erkennen

#### Übung

Selbstabwertenden Gedanken, die sich stetig wiederholen, liegt meist ein überdauerndes Muster zugrunde. Wenn ich dieses Muster als Grundannahme identifizieren kann, kann ich mich von den Gedanken eher distanzieren. Schon die bewusste Wahrnehmung des Gedankens verändert etwas.

**Hinweis:** In der Einleitung zu den Gedankenstopp-Skills findet sich dazu die CD-Metapher: Wenn ich erkenne, dass die alte CD in meinem Kopf wieder aufgelegt ist, kann ich sie stoppen.

### Leichtes Lächeln

#### Übung

Die Mundwinkel werden leicht nach oben bewegt. Das Gesicht ist dabei entspannt.
**Achtung:** Andere sollen von diesem Lächeln nichts mitbekommen. Die Bewegung ist minimal. Bei diesem Skill zeigt sich die enge Verknüpfung von Körper, Gedanken und Gefühlen. Für das Gesicht gibt es ein großes Areal im sensorischen Kortex, das in enger Verbindung zum limbischen System steht. Eine Veränderung der Mimik kann daher in diesem System eine neurophysiologische Veränderung bewirken. Das Nach-oben-Bewegen der Mundwinkel führt im Gehirn zur Ausschüttung von Freudehormonen. Die einfache Veränderung der Gesichtsmuskulatur kann die Stimmungslage verändern und eine positivere Grundhaltung gegenüber sich selbst und der Welt bewirken. Selbstabwertende Grübelgedanken können dadurch beeinflusst werden. Das leichte Lächeln schafft eine emotionale Distanz zu dem, was außen passiert.

**Hinweis:** Die selbstabwertenden Gedanken gehen in der Regel mit negativen Gefühlen einher. Das leichte Lächeln ist eine der Gefühlslage entgegengesetzte Körpersprache, die sich anfangs meist nicht stimmig anfühlt. Dies kann sich mit zunehmendem Gebrauch des Skills ändern.

## 14.3 Das Selbstbild

Das Bild, das wir uns von uns selbst machen, setzt sich zusammen aus der Gesamtheit unserer Erfahrungen und deren kognitiver Verarbeitung. Dazu gehört u. a. das Feedback von unseren Mitmenschen.

Für viele Patientinnen war in ihrem oft invalidierenden familiären Lebensumfeld an negativem Feedback meist kein Mangel: Was ich als Kind und Heranwachsende über die Jahre hin hundert- und tausendfach gesagt bekomme, wird zu meiner »Wahrheit« über mich als Person und meiner Stellung in der Welt. Das

Kind integriert das Feedback der engsten Bezugspersonen in sein Selbstkonzept. Später suchen wir Menschen oft genau *die* Erfahrungen, die zu unserem Selbstkonzept passen und unsere »Wahrheit« bestätigen. Nicht von ungefähr geraten viele Patientinnen immer wieder in Beziehungen, in denen sie ausgenutzt und wenig wertschätzend behandelt werden. Und manche Patientinnen verachten ihren Partner, weil dieser ihnen Zuneigung entgegenbringt. Dies nehmen sie als Beleg dafür, dass der Partner sie ja »nicht wirklich« kenne, da er sie sonst ebenso ablehnen würde, wie es die Patientin in der Regel mit sich selbst macht.

Um in das Thema »Selbstbild« einzusteigen, eruieren wir, wie die Patientin mit positiven Aussagen zu ihrer Person umgeht. Vielen Patientinnen fällt es schwer, das positive Feedback auszuhalten und nicht gleich automatisch zu entwerten. Schnell startet hierbei die Emotion Scham.

Um ein positives Feedback für die Arbeit am Selbstbild und den Aufbau eigener Wertschätzung zu nutzen, hat sich die Haltung »Annehmen wie ein Geschenk« bewährt: »Stellen Sie sich vor, Sie erhalten von einer Freundin ein Geschenk. Würden Sie es ihr gleich aus der Hand schlagen und in den Mülleimer werfen? Nein, Sie würden das Geschenk annehmen und sich dafür bedanken. Auch ein positives Feedback ist wie ein Geschenk!«

Das Selbstbild ist kein festes Muster. Es verändert sich ständig, je nach den Erfahrungen, die ich tagtäglich mache. Das Selbstbild ist mit einer Patchwork-Decke vergleichbar, die immer wieder umgenäht und umgearbeitet wird.

Auch unser Körper verändert sich, sei es durch Krankheit, den Prozess des Alterns oder Gewichtsschwankungen. Die psychische Integration der Körperveränderungen ist für jeden Menschen ein lebenslanger Prozess.

## 14.4 Körperübungen für selbstsicheres Verhalten

Manche Patientinnen formulieren als Therapieziel, selbstsicherer werden zu wollen. Viele fühlen sich unsicher, sei es beim Gang durch die Fußgängerzone, beim Vorstellungsgespräch oder beim Small Talk unter Freunden. Oft ist die Unsicherheit auch an der Körpersprache der Patientin ablesbar, z. B. durch fehlenden Blickkontakt, leise Stimme oder eher »eingesunkene« Haltung mit nach unten geneigtem Kopf.

Die konkrete körpertherapeutische Arbeit am Aufbau von selbstsicherem Verhalten setzt bei der Körpersprache der Patientin an. Die angebotenen Übungen verfolgen das Ziel, die Körpersprache (Körperhaltung, Mimik und Blickkontakt) so zu verändern, dass die Patientin selbstsicherer *wirkt*. Das Prinzip lautet: »Ich verhalte mich körpersprachlich so, als wenn ich bereits selbstsicher wäre.« Wie jeder Schritt auf dem neuen Weg fühlt sich dieses Verhalten für die Patientin zunächst oft nicht stimmig an. Auf längere Sicht führt regelmäßiges Trainieren aber dazu, dass die Patientin sich auch selbstsicherer *fühlt*.

**Merke**
**Eine veränderte Körperhaltung führt nach längerem Üben und Wiederholen zu Veränderungen auf hirnstruktureller Ebene.**

Noch einmal anders formuliert: Die Übungen zielen darauf ab, die eigene Körpersprache wahrzunehmen und so zu verändern, dass sie in der zwischenmenschlichen Interaktion zielgerichtet eingesetzt werden kann. Die Körpersprache ist dabei ein Werkzeug mit Außenwirkung (Ausstrahlung auf andere Menschen) und Innenwirkung (Veränderungen auf der eigenen emotionalen und hirnphysiologischen Ebene). Der zielgerichtete Einsatz der Körpersprache (z. B. Aufnehmen von Blickkontakt) erhöht die Wahrscheinlichkeit, die eigenen Ziele zu erreichen.

Viele Patientinnen haben keine Wahrnehmung dafür, welche Außenwirkung ihre Körpersprache hat. Es kann daher hilfreich sein, wenn die Therapeutin anbietet, die Körperhaltung der Patientin oder ihre Mimik zu spiegeln: »Darf ich Sie gerade mal nachmachen? Wirkt das selbstsicher auf Sie?« Geübtere Patientinnen benötigen das Spiegeln meist nicht mehr, weil sie es oftmals selbst frühzeitig mitbekommen, wenn sie ihre dysfunktionale Haltung eingenommen haben und diese daraufhin verändern können. Auch hier gilt:

**Merke**
**Wahrnehmung ist die Voraussetzung jeder Veränderung!**

Wie bei allen Skills macht die Therapeutin auch bei der Arbeit an der Körpersprache jede Übung mit und dient somit als »role model«, an dem sich die Patientin orientieren kann.

### 14.4.1 Körperhaltung im Stehen

#### Übung

- Aktiver Stand: Die Füße sind hüftbreit auseinandergestellt. Die Knie sind nicht durchgedrückt (d. h. nicht »arretiert« wie beim soldatischen Strammstehen). Das Gewicht ist gleichmäßig auf den Füßen verteilt. Darauf achten, dass die Fußzehen entspannt bleiben und nicht in den Boden eingekrallt werden.
- Das Brustbein ist leicht aufgerichtet. Für manche Patientin ist das Bild hilfreich, ein Schmuckstück auf dem Brustbein zu haben, das jeder sehen soll (weitere Hilfestellungen zur Aufrichtung des Brustbeins finden sich im Abschn. 14.4.3 »Der 3-Anker-Gang«).
- Die Schultern breit öffnen (d. h. nach außen rotieren), sodass der Brustkorb weit wird.
- Die Halswirbelsäule befindet sich in Verlängerung der Wirbelsäule und trägt den Kopf, der somit frei und beweglich ist.
- Der Blick geht nicht nach unten, sondern ist nach vorne gerichtet.

Der Stand, der für viele Patientinnen etwas Steifes und Starres hat, wird wesentlich dynamischer, wenn gelegentlich Stand- und Spielbein gewechselt werden. Die Haltung ist nicht fix und eingefroren wie bei einer Statue, sondern ich bin flexibel und kann reagieren und mich drehen, wenn mich z. B. jemand ruft.

### 14.4.2 Körperhaltung im Sitzen

#### Übung

- Die Füße haben Bodenkontakt und stehen unter den Knien, sodass Gewicht auf den Füßen ist. Die Hüften sind dadurch frei und werden nicht durch die Muskulatur gehalten. Außerdem hemmt dies die bei mancher Patientin zu beobachtende »Fußwippe« oder »Nähmaschine«, ein reflexhaftes »Wippen« der Fersen.
- Beide Pobacken haben Kontakt mit der Sitzfläche. Die Sitzbeinhöcker sind spürbar.
- Die Wirbelsäule ist aufgerichtet.
- Auch das Brustbein ist leicht aufgerichtet (wie oben beim Stehen).
- Die Schultern breit öffnen (d. h. nach außen rotieren), sodass der Brustkorb weit wird.
- Die Halswirbelsäule befindet sich in Verlängerung der Wirbelsäule und trägt den Kopf, der somit frei und beweglich ist.
- Der Blick geht nicht nach unten, sondern ist nach vorne gerichtet.
- Die Hände können auf den Oberschenkeln abgelegt werden.

### 14.4.3 Körperhaltung im Gehen

#### Der »3-Anker-Gang«

Bei Unsicherheit (etwa in einer neuen und ungewohnten Umgebung) hat sich der »3-Anker-Gang« bewährt. Der Gang bewirkt eine gute Abgrenzung nach außen und drückt Entschlossenheit aus. Seinen Namen hat der Skill daher, dass der Gang anhand dreier Kriterien »geankert« wird, wobei die einzelnen Schritte aufeinander aufbauen.

#### Übung

**1. Anker: Ziel aussuchen**

Ich suche mir ein sichtbares Ziel (z. B. eine Ampel oder eine Straßenlaterne), auf das ich offensiv und direkt zugehe. Wenn ich das Ziel erreicht habe, suche ich mir ein neues Ziel, das ich dann wieder direkt ansteuere. Auf diese Weise kann ich eine längere Strecke (z. B. beim Gang in die Stadt), die zunächst vielleicht unbewältigbar erscheint, in mehrere Teilziele unterteilen.

### 2. Anker: Brustbein aufrichten

Das gewählte Ziel wird mit leicht aufgerichtetem Brustbein angesteuert. Eine hilfreiche Selbstinstruktion lautet: »Das Brustbein geht zum Ziel.«

Das Brustbein (lateinisch Sternum) ist ein platter Knochen in der vorderen Mitte des Brustkorbs, an dem die Rippen ansetzen. Manche Patientinnen wissen nicht, wie sie die Instruktion umsetzen sollen, das Brustbein aufzurichten. Für diese kann einer der folgenden Zwischenschritte hilfreich sein:

- Im Wechsel einen Katzenbuckel und ein Hohlkreuz machen. Beim Hohlkreuz geht das Brustbein nach oben.
- Mit den Fingern den Bereich des Brustbeins klopfen/tappen. Durch diese neurologische Technik bekommt das Gehirn die Orientierung, welchen Bereich es bewegen soll.

In der Körperskillsgruppe kann damit experimentiert werden, sich zunächst von unterschiedlichen Körperteilen zum Ziel führen zu lassen (z. B. vom Kopf oder von den Knien). Die unterschiedliche Außenwirkung des dadurch jeweils veränderten Gangbildes kann untereinander wahrgenommen werden.

### 3. Anker: Der Fersengang

Als drittes Element wird der Fersengang eingesetzt, d. h. die Fersen werden bei jedem Schritt betont aufgesetzt.
Hierbei gilt es zu beachten, nicht in einen soldatischen Stechschritt wie beim Wachwechsel vor dem Buckingham-Palast zu verfallen. Das Aufsetzen der Fersen geschieht betont, aber dosiert!
Der Fersengang hat eine physiologische Wirkung: In den Fersenbeinen haben wir viele sog. Stellrezeptoren, die die aufrichtende Muskulatur aktivieren (Approximation). Diese aufrechte Körperhaltung hat eine nicht zu unterschätzende Außenwirkung.

**Merke**
Auch wenn ich mich nicht so fühle, kann ich über meinen Körper mir selbst und der Außenwelt Selbstsicherheit signalisieren.

Dies fühlt sich anfangs wahrscheinlich ungewohnt an. Durch regelmäßiges Üben wird die Veränderung zur Gewohnheit.

## »Durch die Mauer gehen«

Wenn der 3-Anker-Gang in der Körperskillsgruppe vermittelt und geübt worden ist, kann zum Abschluss die Übung »Durch die Mauer gehen« durchgeführt werden (Idee nach Görlitz 2014). Bei dieser Übung kann die zielgerichtete, selbstsichere Körperhaltung spielerisch eingesetzt und in ihrer Wirkung erfahren werden.
**Material:** Keines.
**Ausgangsstellung:** Die Patientinnen stehen im Schulterschluss locker in einer Reihe nebeneinander und schauen in die gleiche Richtung. Eine Patientin steht in ca. fünf Meter Entfernung dieser Reihe gegenüber.

### Übung

- (An die einzeln stehende Patientin:) Sie suchen sich zwischen zwei Teilnehmerinnen ein Ziel aus, durch das Sie laufen wollen. Durch die eben eingeübte Körpersprache (d. h. den Fersengang und das Brustbein geht zum Ziel) machen Sie klar, welche zwei Teilnehmerinnen die Mauer an dieser Stelle öffnen sollen.
- (An die Patientinnen in der Reihe): Wenn klar ist, an welcher Stelle Ihre Mitpatientin durch die Mauer gehen möchte, machen die beiden »Mauerteile« den Weg frei, indem Sie sich zueinander drehen.

Im Anschluss übernimmt eine andere Patientin den aktiven Part der Durch-die-Mauer-Geherin und die eben aktive Mitpatientin nimmt den freien Platz in der Mauer ein.

**Hinweise:**

1. Für viele Patientinnen ist diese Übung eine große Herausforderung, obwohl sich die Gruppenmitglieder meistens schon kennen. Die Übung kann Scham auslösen (»Alle schauen mich an!«).
2. Darauf achten, dass die Mitpatientinnen die Mauer tatsächlich öffnen und die Übende nicht auflaufen lassen.
3. Wenn die Körpersprache der jeweiligen Patientin nicht eindeutig war, kann dies in der Einzelkörpertherapie aufgegriffen und noch einmal geübt werden. In der Gruppe selbst sollte dies nicht thematisiert werden, um die Patientin nicht bloßzustellen.

## 14.4.4 Arbeit an der Mimik

Die Mimik ist zentral für die Außenwirkung in der zwischenmenschlichen Interaktion. Andere Menschen »lesen« viele nonverbale Informationen an dem Gesichtsausdruck und der Körperhaltung ihres Gegenübers ab (verwiesen sei hier noch einmal auf das »7-38-55-Modell« des Kommunikationsforschers Albert Mehrabian, das am Kapitelanfang vorgestellt wird). Auch die Forschung über Spiegelneurone hat gezeigt: Wenn ich jemanden anlächle, erhöht dies die Wahrscheinlichkeit, dass vom Gegenüber auch ein Lächeln zurückkommt.

Viele Patientinnen haben keine Eigenwahrnehmung dafür, wie sie mit ihrem Gesicht durch die Welt laufen und wie sie von anderen Menschen wahrgenommen werden. Viele sind in ihrer Mimik wenig flexibel bzw. zeigen einen Gesichtsausdruck, der auf andere Menschen eher verschlossen oder ablehnend wirkt. Manche Patientinnen wollen sich mit diesem nach außen hin aversiv wirkenden Auftreten selbst schützen, vielleicht aufgrund von früheren Mobbingerfahrungen. Andere wundern sich, dass ihre Umwelt nicht offen und positiv auf sie reagiert, weil ihnen die Wirkung ihrer Körpersprache nicht bewusst ist.

Wenn das Ziel ist, neue Menschen kennenzulernen und im ersten Kontakt den anderen nicht gleich abzuschrecken, kann die Patientin einen neutralen und entspannten Gesichtsausdruck üben. Dazu dienen die folgenden Übungen.

Bei anderen Patientinnen ist es genau umgekehrt: Sie sind »Dauerlächlerinnen«, ohne dass diese Mimik in den meisten zwischenmenschlichen Kontakten mit ihrem inneren Empfinden kongruent ist.

**Merke**
**Inkongruenz zwischen dem eigenen emotionalen Empfinden und dessen körpersprachlichem Ausdruck kann in der sozialen Interaktion zu vielen Missverständnissen führen.**

Auch für diese Patientinnen kann es hilfreich sein, eine eher neutrale Mimik mit entspannter Gesichtsmuskulatur zu üben.

Eine Inkongruenz liegt auch bei den Patientinnen vor, die sich eigentlich gegenüber einem anderen Menschen abgrenzen wollen und mit lächelndem Gesicht »Nein, das will ich nicht!« sagen. Die von der Patientin intendierte Botschaft wird durch die nicht dazu passende Mimik entkräftet – und die Grenze der Patientin vom Gegenüber dann auch meist nicht ernst genommen.

In manchen Situationen kann es angebracht sein, eine »Fassadentechnik« parat zu haben. Vielleicht gehe ich einer Arbeit nach, bei der ich mit anderen Menschen zu tun habe (z. B. als Kollegen oder Kunden). Dann ist es wenig professionell, eigene emotionale Befindlichkeiten an diesen auszulassen und sie vielleicht unfreundlich anzufahren, bloß weil mir gerade »alles auf den Keks geht«. Genauso inkongruent würde es wirken, wenn ich zum Kunden sage: »Schön, dass Sie hier sind«, dabei aber ein Gesicht ziehe, das auf das Gegenüber eher abschreckend wirkt. Hilfreicher ist hier das »leichte Lächeln« (▶ Abschn. 14.2.5 »Mentale Gedankenstopps«), das eine emotionale Distanz zu dem schafft, was außen passiert, ohne dass der andere es mitbekommt.

Kongruenz zwischen dem eigenen emotionalen Befinden und dessen Ausdruck ist das Ideal, aber nicht immer sinnvoll. Für unterschiedliche Situationen sollte man unterschiedliche Techniken und Skills in seinem »zwischenmenschlichen Werkzeugkoffer« haben. Die eigene Körpersprache in der zwischenmenschlichen Interaktion zielgerichtet einsetzen zu können erfordert Eigenwahrnehmung und Selbstreflexion. Dann kann ich mich entscheiden, bestimmte körpersprachliche Signale in der Interaktion zu verstärken oder abzuschwächen, je nachdem, ob ich mit anderen Menschen mehr in Kontakt kommen oder mich abgrenzen möchte.

### Wahrnehmungsübungen des Gesichts

Viele Patientinnen haben eine chronisch verspannte Gesichts- und Kiefermuskulatur, die oft zu Spannungskopfschmerzen führt. Die folgenden Übungen dienen neben der Wahrnehmung des Gesichts auch der Entspannung der Gesichtsmuskulatur und können Spannungskopfschmerzen vorbeugen.

## Übungen

- Mit den Fingerkuppen leicht auf Stirn, Wangen, Kinn und Nase trommeln.
- **»Happy Face«**: Mit einer Feder sanft über das Gesicht streichen (▶ Kap. 7.4).
- **Der »Backenbohrer«**: Mit der Zungenspitze wird die Innenseite der Wangen nach außen gedrückt. Dies dehnt die verspannten Gesichtsmuskeln. Eine hilfreiche Metapher zum Übungsablauf für die Patientin: »Sie tapezieren die Wange von innen mit der Zungenspitze. Achten Sie darauf, dass die Wangeninnenseite möglichst vollständig tapeziert ist.«
- Die Kaumuskulatur lockern, indem die Lippen gelöst werden. Die Lippen sind leicht geöffnet, sodass ein Blatt dazwischen passen würde. Die Zähne berühren sich nicht.
  Dies ist die Ruhestellung der Mundmuskulatur. Damit kann man nach außen hin ein »neutrales Gesicht« zeigen, was in vielen zwischenmenschlichen Situationen günstig ist.

**Merke**
Bei einer entspannten Kiefermuskulatur berühren sich die Zähne nicht. Sobald sich die Zähne berühren, sind die Kiefermuskeln aktiv!

- Da viele Patientinnen eine dauerhaft angespannte Kiefermuskulatur haben, könnte ein Wahrnehmungsauftrag im Alltag lauten: »Berühren sich meine Zähne gerade?«
  Die Patientin kann auch einen Selbstversuch machen: Wenn ich die Zähne nicht aufeinanderpresse, ist der Nacken viel freier und ich kann den Kopf besser bewegen.
- Wer es kann, kann auch mit den Ohren wackeln. Dies entspannt die Gesichts- und Kopfhaut. Da diese Übung eine hohe Konzentration erfordert, kann sie auch als »heimlicher Skill« im Alltag dienen.

### Eigenmassage der Kiefermuskulatur

Viele Patientinnen klagen über Schmerzen im Kiefergelenk oder über Kopfschmerzen. Diese sind oft ausgelöst durch hohe Anspannung, Zähneknirschen oder das dauerhafte Zusammenbeißen der Zähne. Eine Möglichkeit der Selbstbehandlung besteht in einer Eigenmassage, welche die Kiefermuskeln lockern kann und dabei hilft, Spannungen in diesem Bereich zu lindern.

## Übungen

**Möglichkeit 1: Mund öffnen und schließen**

- Die Ellbogen sind aufgestützt. Die Daumen liegen am Unterkiefer, Zeige- und Mittelfinger liegen auf dem Kaumuskel. Der Kaumuskel ist die Verbindung zwischen Ober- und Unterkiefer. Man findet ihn, wenn man kurz die Zähne zusammenbeißt. Dadurch wird der Kaumuskel unter Zeige- und Mittelfinger als kleiner Muskelbauch fühlbar.
- Mit Zeige- und Mittelfinger wird leichter Druck auf den Kaumuskel ausgeübt, während der Mund auf- und zugemacht wird.
- Die Bewegung wird so lange ausgeführt, wie es angenehm ist.

**Möglichkeit 2: Querfriktionen**

- Die Ellbogen sind aufgestützt. Der Mund ist leicht geöffnet. Die Daumen liegen am Unterkiefer, Zeige- und Mittelfinger werden vor dem Kaumuskel aufgesetzt.
- Der Fingerdruck wird erhöht und die Muskulatur nach hinten Richtung Ohrläppchen verschoben.
- Ohne Druck gehen die Finger in die Ausgangsstellung zurück.
- Mit mäßigem Fingerdruck werden die Kaumuskeln wieder nach hinten Richtung Ohrläppchen ausgestrichen.
- Die Bewegung wird so lange ausgeführt, wie es angenehm ist.

### 14.4.5 Blickkontakt üben

Der Blickkontakt ist die Basis der zwischenmenschlichen Kontaktaufnahme in unserem Kulturkreis. Ebenso, wie es zu unserer Kultur gehört, jemandem zur Begrüßung die Hand zu schütteln, gehört es zu unserer Kultur, zum Gegenüber im Gespräch immer mal Blickkontakt aufzunehmen. Der Blickkontakt bewirkt, dass der andere sich gesehen und gemeint fühlt.

Manche Patientinnen vermeiden Blickkontakt. Ursächlich dafür ist meistens Scham. Die Außenwirkung dieses Verhaltens reicht von »Die ist unsicher« bis dahin, dass das Gegenüber sich missachtet fühlt, ohne dass die Patientin dies vielleicht beabsichtigt hätte.

**Merke**
Blickkontakt vermeiden ist Vermeiden von Beziehung und Aufrechterhalten von unsicherem Verhalten.

Blickkontakt üben und aushalten lernen ist für viele Patientinnen gleichbedeutend mit dem Aushalten von Nähe. Das »Training« besteht darin, im Gespräch immer wieder kurz den Blickkontakt zum Gesprächspartner zu halten. Je öfter dies geübt wird, desto mehr kann die Hemmschwelle für das Einsetzen des Blickkontakts sinken. Dabei geht es nicht darum, den anderen durchgehend anzublicken, sondern z. B. alle fünf Sekunden auch wieder woanders hinzuschauen.

**Übung**

Die Patientin könnte folgendermaßen instruiert werden:
»Wenn Sie mit jemandem im Kontakt sind, müssen Sie demjenigen nicht durchgehend in die Augen schauen, aber immer mal wieder Blickkontakt aufnehmen. Wenn Ihnen das sehr unangenehm ist, dann schauen Sie dem anderen auf die Nase oder auf die Stirn oder auf den Mund. Der andere kriegt das nicht unbedingt mit, erhält aber das Signal, von Ihnen gemeint zu sein.«

Bei manchen Übungen in der Körperskillsgruppe wird darauf geachtet, zuerst Blickkontakt aufzunehmen, bevor ich z. B. einen Ball an jemanden weiterwerfe oder ein Klatschsignal weitergebe. Es soll deutlich werden, wer als Adressat gemeint ist. Hier kann das Aufnehmen von Blickkontakt wie nebenbei geübt werden.

# Literatur


Ayres, A. J. (2016). Bausteine der kindlichen Entwicklung: Sensorische Integration verstehen und anwenden. Berlin: Springer.

Birkenbihl, V.F. (2014). Signale des Körpers. Körpersprache verstehen. München: mvg.

Bohus, M. (2019). Borderline-Störung. 2., vollst. überarb. Aufl. Göttingen: Hogrefe.

Bohus, M. & Brokuslaus, I. (2006). Körpertherapie im Rahmen der Dialektisch-Behavioralen Therapie für Borderline-Störungen. In: Remmel, A., Kernberg, O. F., Vollmoeller, W. & Strauss, B. (Hrsg). Handbuch Körper und Persönlichkeit. Entwicklungspsychologische und neurobiologische Grundlagen der Borderline-Störung. Stuttgart: Schattauer; 272–284.

Bohus, M. & Huppertz, M. (2006). Wirkmechanismen achtsamkeitsbasierter Psychotherapie. ZPPP 54(4): 265–276.

Bohus, M. & Wolf-Arehult, M. (2018). Interaktives Skillstraining für Borderline-Patienten. Das Therapeutenmanual. Stuttgart: Schattauer.

Bohus, M., Haaf, B., Simms, T., Limberger, M.F., Schmahl, C., Unckel, C., Lieb, K. & Lenehan, M. M. (2004). Effectiveness of inpatient dialectical behavioral therapy for borderline personality disorder. a controlled trial. Behav Res Ther 42: 487–499.

Burkhard, A. (2015). Achtsamkeit. Entscheidung für einen neuen Weg. Stuttgart: Schattauer.

Görlitz, G. (2017). Körper und Gefühl in der Psychotherapie. Basisübungen. Stuttgart: Klett-Cotta.

Mehrabian, A. & Wiener, M. (1967a). Decoding of inconsistent communications. J Pers Soc Psychol 6(1): 109–114.

Mehrabian, A. & Ferris, S. (1967b). Inference of attitudes from nonverbal communication in two channels. J Consult Psychol 31(3): 248–252.

Potreck-Rose, F. & Jacob, G. (2019). Selbstzuwendung, Selbstakzeptanz, Selbstvertrauen. Psychotherapeutische Interventionen zum Aufbau von Selbstwertgefühl. Stuttgart: Klett-Cotta.

Schmahl, C., Herpertz, S., Bertsch, K., Ende, G., Flor, H., Kirsch, P., Lis, S., Meyer-Lindenberg, A., Rietschel, M., Schneider, M., Spanagel, R., Treede, RD & Bohus, M. (2014). Mechanisms of disturbed emotion processing and social interaction in borderline personality disorder: state of knowledge and research agenda of the German Clinical Research Unit. Borderline Personal Disord Emot Dysregul 1: 12.

Watzlawick, P., Weakland, J. H. & Fisch, R. (2019). Lösungen – Zur Theorie und Praxis menschlichen Wandels. Bern: Hogrefe.

# Anhang

# Übungen – Übersicht

| Übung | Kapitel |
|---|---|
| 3-Anker-Gang | 14.4.3 |
| Abgrenzen | 13.2.4 |
| Akupressurpunkt drücken | 10.6 |
| Antidissoziative Druckpunkte | 9.3.3 |
| Arme nach außen | 8.2.1 |
| Arme zur Decke drücken | 8.2.1 |
| Ball an die Wand | 9.3.2 |
| Ballon im Kreis | 6.6.4 |
| Ballon im Raum | 6.6.1 |
| Ballon in der Luft halten | 6.6.2 |
| Ballon-Duell | 6.6.3 |
| Ballontausch | 6.6.3 |
| Ballontransport | 6.6.3 |
| Bauchmuskelspannung | 10.3 |
| Bechertennis im Kreis | 6.3.2 |
| Blickkontakt üben | 14.4.5 |
| Commitment-Übung | 7.1 |
| Contras klatschen | 6.1.2 |
| Crunches | 8.2.1 |
| Das Auge der Wahrnehmung | 12.2 |
| Das Dächle | 6.2.4 |
| Der 5-Sinne-Test | 9.1 |
| Der Body-Scan | 7.12 |

| Übung | Kapitel |
|---|---|
| Der Elefant | 9.3.5 |
| Der Storch | 9.3.1 |
| Der unsichtbare Stuhl | 9.3.3 |
| Die Anker-Übung | 10.1 |
| Die betenden Hände | 7.2 |
| Die liegende 8 | 9.3.1 |
| Die überkreuzte Koordination | 8.2.2 |
| Drehen und Fangen auf Kommando | 6.2.4 |
| Drei Fußpunkte | 10.5 |
| Durch die Mauer gehen | 14.4.3 |
| Eigenmassage der Kiefermuskulatur | 14.4.4 |
| Energiegähnen | 8.2.3 |
| Feinmotorik | 4.2.2 |
| Fokus nah und fern | 10.11 |
| Führen und Folgen | 6.7.2 |
| Fußgashebelatmung | 11.1 |
| Fußsohlen abrollen | 7.9 |
| Gestaffeltes Werfen | 6.2.5 |
| Gleichgewicht | 4.1 |
| Grobmotorik | 4.2.1 |
| Grundannahmen erkennen | 14.2.5 |
| Handgashebelatmung | 10.9 |
| Happy Face | 7.4 |
| Igelballmassage, Übung im Liegen | 12.4.2 |
| Igelballmassage, Übung im Sitzen | 12.4.2 |
| Jumping Jack | 8.2.2 |

| Übung | Kapitel |
|---|---|
| Klatscher im Kreis | 6.1.1 |
| Kleiner und großer Hase | 10.8.2 |
| Knie drücken diagonal | 8.2.1 |
| Kontakt halten | 6.7.2 |
| Kontaktaufnahme | 13.2.3 |
| Körper abklopfen | 9.3.4 |
| Körperhaltung im Sitzen | 14.4.2 |
| Körperhaltung im Stehen | 14.4.1 |
| Kreislaufanpassung | 4.3 |
| Langlauf | 8.2.1 |
| Leichtes Lächeln | 14.2.5 |
| Meine Frühwarnzeichen | 13.2.2 |
| Meine Grenze | 13.2.1 |
| Meta-Ebene einnehmen | 14.2.5 |
| Mittelfingerpressatmung | 11.2 |
| Nacken reiben | 8.2.3 |
| Nase-Nabel-Kontakt | 13.2.5 |
| Nonverbales Führen und Folgen | 7.10 |
| Ohrenmassage | 8.2.3 |
| Palmieren (»Blitzentspannung«) | 7.5 |
| Parallelwürfe | 6.2.3 |
| Parteikissen | 6.4 |
| Pranayama | 11.3 |
| Pseudo-Aufstehen | 10.2 |
| Realitätsüberprüfung | 14.2.5 |
| Reihenfolge werfen | 6.2.5 |

| Übung | Kapitel |
|---|---|
| Rhythmus schlagen (»1-2-3-Kontakt«) | 6.7.2 |
| Rumpfrotation | 8.2.1 |
| Sack im Kreis | 6.5.1 |
| Säckchen schubsen | 6.2.5 |
| Säckchentausch | 6.2.2 |
| Schau genau! | 7.6 |
| Schlag weitergeben | 6.7.3 |
| Schnipp-Kick | 8.2.2 |
| Schnipp-Kick und Zählen | 14.2.2 |
| Schnüffelatmung | 11.4 |
| Schuhe binden | 10.13 |
| Schwimmhäute zupfen | 10.7 |
| Shiatsu | 12.4.1 |
| Shiatsu-Dehnungen 1–6 | 8.2.4 |
| Stäbchenvariationen (Ess-Stäbchen) | 6.7.1 |
| Stampfen | 9.3.4 |
| Stopp and Go | 7.3 |
| Taucheratmung | 10.12 |
| Teamwork | 7.8 |
| Tempoverschärfung (Würfe mit Partner) | 6.2.3 |
| Tennisball prellen | 14.2.3 |
| Tennisball und Tieralphabet | 14.2.4 |
| Tennisball-Eigenmassage | 9.3.4 |
| Tisch drücken | 10.4 |
| Tonsignal weitergeben | 6.7.1 |
| Trippel-Dreh | 9.3.2 |

| **Übung** | **Kapitel** |
|---|---|
| Türrahmen drücken | 8.2.1 |
| Über's Stöckchen laufen | 9.3.3 |
| Victory/Kreis | 10.8.1 |
| Von Becher zu Becher | 6.3.2 |
| Wahrnehmen und Beschreiben | 14.2.1 |
| Wahrnehmungsübungen des Gesichts | 14.4.4 |
| Wandliegestütze | 8.2.1 |
| Wechselnder Atemstrom | 10.10 |
| Werfen und Fangen | 6.3.2 |
| Windmühlenatmung | 11.5 |
| Wise Mind – Entscheide dich mit Fantasie | 12.3 |
| Wurfvariationen (Säckchen werfen) | 6.2.1 |
| Wurfvariationen (Bechertennis) | 6.3.1 |
| Zehenabstände (»Wadenbeißer«) | 9.3.3 |
| Zeigen und Heben | 7.7 |
| ZEN-Gehen | 7.11 |
| Zieh! (Reaktionsspiel) | 6.7.2 |

# Arbeits- und Übersichtsblätter

## Übersicht Checkliste Erstkontakt

(▸ auch Kap. 3)

### Checkliste Erstkontakt

Name: Erstgespräch am:

☐ Informationen über Struktur/Inhalte/Regeln

#### Körpertherapeutische Anamnese

☐ Bisherige Erfahrungen mit Körpertherapie?

☐ Somatische Beschwerden?

☐ Selbstverletzende Verhaltensmuster (Selbstverletzung zur Spannungsregulation, als Kick, zur Selbstbestrafung)?

☐ Dissoziative Phänomene?

☐ Skills?

☐ Berührung: Ja/Nein?

☐ Individuelles Stopp-Zeichen?

☐ Ressourcen?

## Arbeitsblatt
## »Der 5-Sinne-Test«: Was ist Ihr Hauptwahrnehmungskanal?

(► auch Kap. 9.1)

| | Ich sehe (visuell) | Ich höre (auditiv) | Ich spüre (kinästhetisch) | Ich rieche (olfaktorisch) | Ich schmecke (gustatorisch) |
|---|---|---|---|---|---|
| Frisches Brot | | | | | |
| Kerze | | | | | |
| Telefon | | | | | |
| Autobahn | | | | | |
| Mozart | | | | | |
| Tauben | | | | | |
| Sonntag | | | | | |
| Pferd | | | | | |
| Rose | | | | | |
| Alufolie | | | | | |
| Dämmerung | | | | | |
| Wäscherei | | | | | |
| Schule | | | | | |
| Zahnpasta | | | | | |
| Theater | | | | | |
| Neujahr | | | | | |
| Spargel | | | | | |
| Holzhacken | | | | | |
| Sonnenuntergang | | | | | |

## »Atemübungen«

(▸ auch Kap. 11)

### »Fußgashebelatmung«

- Einatmen → Fußspitze hochziehen/Ausatmen → Fußspitze senken

### »Mittelfingerpressatmung«

- Auf Bauchnabelhöhe Mittelfinger fest gegeneinanderdrücken; Arme sind unter Spannung
- Spannung drei Atemzüge halten

### »Pranayama«

- »Victory-V-Finger« an die Nase legen
- Rechtes Nasenloch zuhalten – einatmen
- Beide Nasenlöcher zuhalten und bis sieben zählen
- Linkes Nasenloch zuhalten und maximal ausatmen

### »Schnüffelatmung«

- Fünfmal schnüffelnd durch die Nase einatmen, dann maximal ausatmen

### »Windmühlenatmung«

- Arme gekreuzt vor dem Körper
- Beim Einatmen: Schritt nach links (Gewicht verlagern); Arme gehen über außen nach oben und werden über Kopf gekreuzt; Blick folgt den Armen
- Beim Ausatmen: linkes Bein zurück in die Mitte; Arme gekreuzt vor dem Körper nach unten nehmen; Blick geht wieder nach vorne
- Beim nächsten Einatmen – Schritt nach rechts (Gewicht verlagern) usw.

## Übersichtsblatt »Die vier Säulen des Selbstwerts«

(▸ auch Kap. 14.1)

| SELBSTWERT | | | |
|---|---|---|---|
| **SELBST-AKZEPTANZ Positive Einstellung zu sich selbst als Person** | **SELBST-VERTRAUEN Positive Einstellung zu eigenen Fähigkeiten und Leistungen** | **SOZIALE KOMPETENZ Erleben von Kontaktfähigkeit** | **SOZIALES NETZ Eingebundensein in positive soziale Beziehungen** |
| zufrieden mit sich sein | etwas gut können | mit Menschen umgehen können | befriedigende Partnerschaft |
| einverstanden mit sich sein | etwas gut machen | sich schwierigen Situationen gewachsen fühlen | befriedigende Familienbeziehungen |
| sich wertschätzen | etwas erreichen | flexibel reagieren können | Freunde haben |
| eins mit sich sein | etwas durchhalten | positive Resonanz spüren | sich verlassen können/verlässlich sein |
| sich in sich selbst zu Hause fühlen | etwas lassen können | Nähe/Distanz regulieren können | wichtig sein für Andere |
| Intrapersonelle Dimension | | Interpersonelle Dimension | |